现代著名老中医名著重刊丛书·〈第七辑〉

新编经验方

沈仲圭　编著

人民卫生出版社

图书在版编目（CIP）数据

新编经验方/沈仲圭编著. —北京：人民卫生出版社，2012.1

ISBN 978-7-117-15220-4

Ⅰ.①新… Ⅱ.①沈… Ⅲ.①验方-汇编 Ⅳ.①R289.5

中国版本图书馆 CIP 数据核字（2011）第 249524 号

现代著名老中医名著重刊丛书

第七辑

新编经验方

编　　著：沈仲圭
出版发行：人民卫生出版社（中继线 010-59780011）
地　　址：北京市朝阳区潘家园南里 19 号
邮　　编：100021
E - mail：pmph @ pmph.com
购书热线：010-59787592　010-59787584　010-65264830
印　　刷：北京盛通数码印刷有限公司
经　　销：新华书店
开　　本：850×1168　1/32　**印张：**4　**字数：**79 千字
版　　次：2012 年 1 月第 1 版　2024 年 12月第 1 版第 9 次印刷
标准书号：ISBN 978-7-117-15220-4
定　　价：13.00 元

出版说明

自 20 世纪 60 年代开始，我社先后组织出版了一些著名老中医经验整理著作，包括医案、医论、医话等。半个世纪过去了，这批著作对我国现代中医学术的发展发挥了积极的推动作用，整理出版著名老中医经验的重大意义正在日益彰显。这些著名老中医在我国近现代中医发展史上占有重要地位。他们当中的代表如秦伯未、施今墨、蒲辅周等著名医家，既熟通旧学，又勤修新知；既提倡继承传统中医，又不排斥西医诊疗技术的应用，在中医学发展过程中起到了承前启后的作用。他们的著作多成于他们的垂暮之年，有的甚至撰写于病榻之前。无论是亲自撰述，还是口传身授，或是由其弟子整理，都集中反映了他们毕生所学和临床经验之精华。诸位名老中医不吝秘术，广求传播，所秉承的正是力求为民除瘼的一片赤诚之心。诸位先贤治学严谨，厚积薄发，所述医案，辨证明晰，治必效验，具有很强的临床实用性，其中也不乏具有创造性的建树；医话著作则娓娓道来，深入浅出，是学习中医的难得佳作，为不可多得的传世之作。

由于原版书出版的时间已久，尽已很难见到，部分著作甚至已成为中医读者的收藏珍品。为促进中医临床和中医学术水平的提高，我社决定将部分具有较大影响力的名医名著编为《现代著名老中医名著重刊丛书》并分辑出版，以飨读者。

第一辑　收录 13 种名著

《中医临证备要》　《施今墨临床经验集》
《蒲辅周医案》　《蒲辅周医疗经验》
《岳美中论医集》　《岳美中医案集》
《郭士魁临床经验选集——杂病证治》
《钱伯煊妇科医案》　《朱小南妇科经验选》
《赵心波儿科临床经验选编》《赵锡武医疗经验》
《朱仁康临床经验集——皮肤外科》
《张赞臣临床经验选编》

第二辑　收录 14 种名著

《中医入门》　《章太炎医论》
《冉雪峰医案》　《菊人医话》
《赵炳南临床经验集》　《刘奉五妇科经验》
《关幼波临床经验选》　《女科证治》
《从病例谈辨证论治》　《读古医书随笔》
《金寿山医论选集》　《刘寿山正骨经验》
《韦文贵眼科临床经验选》　《陆瘦燕针灸论著医案选》

第三辑　收录 20 种名著

《内经类证》　《金子久专辑》
《清代名医医案精华》　《陈良夫专辑》
《清代名医医话精华》　《杨志一医论医案集》
《中医对几种急性传染病的辨证论治》
《赵绍琴临证 400 法》　《潘澄濂医论集》
《叶熙春专辑》　《范文甫专辑》
《临诊一得录》　《妇科知要》
《中医儿科临床浅解》　《伤寒挈要》
《金匮要略简释》　《金匮要略浅述》
《温病纵横》　《临证会要》

《针灸临床经验辑要》

第四辑　收录6种名著

《辨证论治研究七讲》　《中医学基本理论通俗讲话》

《黄帝内经素问运气七篇讲解》《温病条辨讲解》

《医学三字经浅说》　《医学承启集》

第五辑　收录19种名著

《现代医案选》　《泊庐医案》

《上海名医医案选粹》　《治验回忆录》

《内科纲要》　《六因条辨》

《马培之外科医案》　《中医外科证治经验》

《金厚如儿科临床经验集》　《小儿诊法要义》

《妇科心得》　《妇科经验良方》

《沈绍九医话》　《著园医话》

《医学特见记》　《验方类编》

《应用验方》　《中国针灸学》

《金针秘传》

第六辑　收录11种名著

《温病浅谈》　《杂病原旨》

《孟河马培之医案论精要》　《东垣学说论文集》

《中医临床常用对药配伍》　《潜厂医话》

《中医膏方经验选》　《医中百误歌浅说》

《中药炮制品古今演变评述》《赵文魁医案选》

《诸病源候论养生方导引法研究》

第七辑　收录15种名著

《伤寒论今释》　《伤寒论类方汇参》

《金匮要略今释》　《杂病论方证捷咏》

《金匮篇解》　《中医实践经验录》

《罗元恺论医集》　《中药的配伍运用》

《中药临床生用与制用》
《针灸歌赋选解》
《清代宫廷医话》
《清宫代茶饮精华》
《常见病验方选编》
《中医验方汇编第一辑》
《新编经验方》

第八辑　收录11种名著

《龚志贤临床经验集》
《读书教学与临症》
《陆银华治伤经验》
《常见眼病针刺疗法》
《经外奇穴纂要》
《风火痰瘀论》
《现代针灸医案选》
《小儿推拿学概要》
《正骨经验汇萃》
《儿科针灸疗法》
《伤寒论针灸配穴选注》

这些名著大多于20世纪60年代前后至90年代初在我社出版，自发行以来一直受到广大读者的欢迎，其中多数品种的发行量达到数十万册，在中医界产生了很大的影响，对提高中医临床诊疗水平和促进中医事业发展起到了极大的推动作用。

为使读者能够原汁原味地阅读名老中医原著，我们在重刊时尽可能保持原书原貌，只对原著中有欠允当之处及疏漏等进行必要的修改。为不影响原书内容的准确性，避免因换算等造成的人为错误，对部分以往的药名、病名、医学术语、计量单位、现已淘汰的临床检测项目与方法等，均未改动，保留了原貌。对于原著中犀角、虎骨等现已禁止使用的药品，本次重刊也未予改动，希冀读者在临证时使用相应的代用品。

人民卫生出版社

2011年10月

凡例

一、本书编写目的，在提供内科各病有效处方，以供初学中医者，读完《内经》、《伤寒论》、《金匮要略》，以及本草、四诊、温病等方面的著作后临床实习时之参考。

二、本书所列处方，同一般方剂学稍有出入。选方范围，不以古人成方为限，近代名中医及时贤的经验方，如顾靖远、俞根初、费伯雄、潘兰坪、丁甘仁、张简斋及黄省三等人习用处方，皆有选录。此类处方，源本古方，经过化裁，且久著灵效，初学易于掌握。

三、本书仿《笔花医镜》病证分类法，以脏腑为纲，病证为目，每病酌选效方数首，方后解说，简明扼要，读者一览了然。

四、本书共列病证 45 种，选方 200 余首。读者如将本书处方尽心钻研，对四时常见疾病的治法，已有成竹在胸。

五、诊断是认识疾病的方法，方剂是向疾病斗争的武器，医者必于此钻研有素，才能药到病除。本书在方剂方面，提供了一些经验，关于认证法则，颇为重要，初学须同时进行研究。

六、药品分量，各地习惯不同。江南地区用细辛、麻黄、桂枝常在一钱以下，四川用附子常至一两，麻桂多为三钱。分量轻者未尝无效，分量重者未见有害，由此可见中药的用量，似可依据当地习惯，不必定照原方；不过全方各药的轻重比例，应按原方推算。

目录

第一节　心　病

怔忡附惊悸

柏子养心丸　《体仁汇编》

柏子仁蒸晒去壳四两　枸杞子酒洗晒三两　麦冬去心　当归酒浸　菖蒲去毛洗净　茯神去皮心　各一两　玄参　熟地酒浸　各二两　甘草五钱

先将柏子仁、熟地蒸过，石器内捣如泥，余药研末和匀，炼蜜为丸，如梧桐子大，每服四五十丸，龙眼汤送下。

按　本方以熟地、枸杞补肾滋肝，柏仁、归身养心益血，玄参、麦冬壮水制火，菖蒲开心、治多忘，茯神补心、治多恚。综合各药效能，补肾滋阴，宁心定志。怔忡、惊悸、健忘、遗泄等症由于心、肾两虚者，用此丸调治，最为合宜。

平补镇心丹　《局方》

酸枣仁炒二钱半　车前子　白茯苓　麦冬　五味子　茯神　桂心不见火　各一两二钱半　龙齿　熟地黄酒蒸　天冬　远志甘草水煮　山药姜汁制　各一两半　人参　朱砂飞　各五钱

共为末，炼蜜丸，以方内朱砂为衣。

按　二地、二冬、五味补肾滋阴，车前强阴益精，远志、茯神补心肾、治惊悸，龙齿、丹砂镇心安魄，枣仁疗虚烦不寐，参、苓益气壮神，山药补脾益心。综合各药效能，心、肾、脾兼补，尤有镇心宁神之功。用于心血不足，时或怔忡，夜多怪梦等症。

通神补血丸 见《洄溪秘方》

白茯神二两半 生地三两 炒枣仁二两 紫石英研水飞 远志各二两 胆星四钱 全当归一两半 党参一两 川连二钱 半夏一两半 丹参一两 琥珀三钱 菖蒲八钱 麦冬一两 辰砂三钱

炼蜜为丸，每丸重一钱半，辰砂为衣。每服一丸，淡盐汤下。

按 本方以参、归、地补气血之虚，黄连、麦冬清心肝之火，半夏、胆星化痰涎之凝聚，石英、辰砂重镇去怯，枣仁疗胆虚不寐，菖蒲、远志主迷惑善忘，茯神、琥珀宁心养神，丹参补心生血。综合诸药性效，补气血，清痰火，镇惊怯，安心神，对怔忡、惊悸、健忘、不寐之症，为一般通用之方。

安神定志丸

茯苓 茯神 人参 远志各一两 石菖蒲 龙齿各五钱

炼蜜为丸，如梧子大，辰砂为衣，每服二钱，开水下。

按 本方以人参合茯苓、茯神、龙齿补气宁神，镇心安魂；远志合菖蒲豁痰涎，止惊悸。全方各药，有补心镇惊豁痰之功。用于乍受惊恐，神志恍惚等症。

珍珠母丸 《本事方》

珍珠母三两研细同碾　熟干地黄各一两半　当归　人参　柏子仁　酸枣仁各一两半　茯神　龙齿　木香　莲芯各半两

共为细末，炼蜜为丸，如梧子大，辰砂为衣。每服四五十丸，金银薄荷汤送下，日午、夜卧服。

按　本方以参、归补气血，地黄滋心阴，龙齿、珠母镇浮阳，茯神治健忘多怒，柏子仁、益智宁神，枣仁疗心虚不眠，木香和脾利气。综合各药性能，安心神，益气血。用于惊悸不寐，乱梦纷纭等症。

归脾汤 《济生方》

人参　黄芪　龙眼肉各二钱半　炙甘草五分　白术　茯苓各二钱半　木香五分　远志　当归　炒枣仁炒研　各一钱

加姜三片煎。

按　健忘怔忡，惊悸盗汗，食少不寐诸证，皆由思虑过度，神经衰弱所致。本方用龙眼、当归、枣仁、茯苓补心神之弱，参、芪、术、草培脾气之虚；木香调气醒脾，行补药之滞；远志交通心肾，助龙眼、当归以补心。综合全方性效，益气养血，心、脾并补，确为治疗神经衰弱之专方。如发热者加丹皮、山栀，食少者加神曲、麦芽，盗汗者加牡蛎、浮小麦，惊悸者加琥珀、朱砂。

又按　本方加地、芍、香附，治心脾肝虚，经水不调，或前（酌加柴胡、鳖甲、山栀、麦冬）或后，或经闭不行　（后期及经闭酌加柏子仁、枸杞子、鹿角、人乳），或月事过多，淋沥不断（酌加麦冬、鳖甲、莲须、牡蛎、五味、萸肉、发灰）。

不寐附健忘

酸枣仁汤《金匮》方

酸枣仁八钱　知母　茯神各三钱　川芎二钱　甘草钱半

加减法：本方用于健忘、惊悸、怔忡，随症加入黄连、辰砂。

按　本方的主药为酸枣仁，本品为收敛性药，无论不眠多眠者悉用之；知母降火以除烦，川芎调血以养肝，苓、草培土以荣木，这是平调木土之方剂。用于虚劳虚烦不得眠。

加减补心丹　见《顾氏医镜》

生地　枣仁各五钱　朱茯神四钱　麦冬　金石斛　桂圆肉各三钱　丹皮　白芍各二钱　竹叶一钱　远志钱半

加减法：有痰加竹沥，心火甚者加犀角、黄连，虚者加人参。

按　前方平调木土，此方清心安神。审核两方之功用，皆可治神经衰弱之失眠。但本方药性偏凉，用于心火上亢之症最佳。

天王补心丹《道藏》方

人参　茯苓　玄参　桔梗　远志各五钱　当归　五味子　天冬　麦冬　丹参　酸枣仁各一两　生地四两　柏子仁一两

共为末，炼蜜丸，如弹子大，朱砂为衣，临卧灯心汤服一丸。

按 生地滋肾阴，为本方之主药。柏子清气，枣仁补血，参、苓补心气，五味敛心气，二冬、丹参清心火，当归、玄参补心血，桔梗为诸药舟楫，远志交通心肾。又茯苓、远志、柏仁均有定惊悸治健忘之效，人参益智壮神，枣仁为安眠专药。综合各药性能，滋阴清火，养血安神。对心阴不足，心火上亢之证，用之有效。柯韵伯云："诸药入心而安神明，以此养身则寿。"徐大椿云："此方药性和平，配合得体，利于长服。"

又按 本方用于思虑过度，心血不足，神志不宁，津液枯涸，咽干口燥，健忘怔忡，大便不利，口舌生疮等症。

加味黄连阿胶汤 从仲景方加味

真阿胶二钱烊冲 鸡子黄一枚先煎代水 白芍三钱 黄连八分 麦冬三钱 茯神四钱 煅龙齿三钱 夜交藤八钱

按 黄连阿胶汤见《伤寒论》少阴篇，治心中烦，不得卧；故以芩、连之苦寒直折心火，胶、黄之柔润滋肾补阴，佐以白芍和血敛阴，于是心火下降，肾水上升，成水火既济之象，而卧自安。本方以麦冬易黄芩，又加龙齿靖心阳，茯神安心神，夜交藤交阴阳，故对肾阴不足，心火上亢之失眠，用之有效。

清心和胃法 凌奂方

茯神各四钱 枣仁四钱 龙齿三钱 炙龟板四钱 石决

明四钱　法半夏三钱　陈皮钱半　菖蒲八分

按　二参、竹茹、郁金凉心清热，龟板滋肾补心，龙齿镇心神，决明除肝热，菖蒲、夏、陈化痰利窍。综合诸药性效，化痰除热，清心安神，对心火炽盛，痰热内留之症，颇为适合。

又按　本方除用于失眠心悸外，又可治癫狂病。

按　中医书中，无神经衰弱之名词，而有怔忡、惊悸、不寐、健忘等症状。怔忡就是惕惕然心动而不宁；惊悸就是因外来刺激，而引起心跳；健忘即记忆力减退；不寐即失眠。这些都是神经衰弱常有的症状。古人治疗这类病，有镇心安神，养血清火，化痰补虚之法。这里所选各方，诸法粗备；学者遇此等病，可互相通用，随症加减。

《万病回春》云："癫狂健忘，怔忡失志，及恍惚、惊怖入心，神不守舍，多言不定，一切真气虚损，用紫河车入补药内服之，大能安心养血宁神。"又云："健忘、惊悸、怔忡、不寐，用六味丸加远志、菖蒲、人参、茯神、当归、枣仁同为丸服。"我认为在此方内再加紫河车一味，可作神经衰弱之通用方。因为六味平补肝肾，河车治男女一切虚损劳极，功能安心养血，益气补精；人参补气，当归养血，枣仁敛气，茯神安神，远志、菖蒲皆益智而治健忘。统观全方，心肾并补，补而不滞，如能长期服用，自然能收到较好的效果。

癫 狂 痫

柴胡加龙骨牡蛎汤 从仲景方加减

柴胡 生军后入 黄芩 潞党参 茯苓 法半夏 龙骨各三钱 牡蛎四钱 生铁落一两 桂枝二钱 生姜三片 大枣三个

林珮琴云："狂症多由肝胆谋虑不决，屈无所伸，怒无所泄，木火合邪，乘心则神魂失守，乘胃则暴横莫制。"因为狂由心、肝火炽，痰涎蒙蔽清窍，故以降火化痰之法治疗。本方柴、芩清心、肝之火，龙、牡、铁落镇浮越之阳，大黄通大肠之燥结，桂枝降气血之冲逆，半夏和胃化痰，参、苓益气宁心。综合各药效能，潜阳降火为主，通腑化痰为佐，用于癫狂初起，症实脉实者，颇为合宜。广东蕉岭钟春帆医师曾用此方加桃仁、红花、郁金、石菖蒲等治愈狂症。我曾用牛黄清心丸治癫症，有显效。

控涎丹 《类方》

生川乌 半夏汤洗 白僵蚕炒 各半两 朱砂三钱 全蝎炒 甘遂面裹煨 各二钱半

共为细末，生姜自然汁为丸，如绿豆大，朱砂为衣，每服十五丸，食后生姜汤下，忌食甘草。

按 本方以川乌、全蝎、僵蚕祛风，甘遂、半夏逐痰，朱砂（原方为铁粉，今易朱砂）凉心定惊。全方用意，以祛风逐痰为目的，用于诸痫久不愈。

痫症效方 见《广笔记》

茯神四两 远志二两 天冬 麦冬 白芍酒炒 各三两 皂荚去皮弦酥炙 半夏同姜汁明矾少许拌炒 旋覆花 天竺黄 真苏子炒 各二钱 香附醋浸童便炒三两 真沉香二钱

共为细末，淮山药粉作糊丸，绿豆大，朱砂一两为衣。每服三钱，竹沥汤下。

顾靖远论痫症治法云："此症当以清心安神豁痰以治病之标，滋肾壮水导火归原（六味加牛膝、车前）以治病之本。"又云："昔人论痫病专主于痰，因痰涎壅盛，火热冲动而作，以消痰降火为治。"本方用茯神、远志安神明，白芍敛逆气，二冬滋阴降火，其余皂荚、半夏、旋覆、竺黄、苏子、香附、沉香皆除痰利气之品。综合各药性效，消痰为主，滋阴为辅，用治一般痫症有效。若多年痼疾，屡发屡止，必须察其何脏虚弱，以补药调治，才能断根。

尿血附血淋

治尿血方 见《评琴书屋医略》

龟板一两先煎 菟丝子四钱 大生地五钱 鹿角霜三钱先煎 当归钱半 建莲肉五钱连心用打破 乌梅炭二个米醋泡洗

加减法：如阴虚火炎加知母、黄柏，用猪腰子汤或京柿黑豆汤、旱莲草汤，代水煎药，俱佳。

按 潘兰坪云："尿血之源，由于肾虚，非若血淋由于湿热，其分辨处以痛不痛为断，痛属血淋，不痛属尿血。余订是方，施治颇效。且此方不但治尿血，方中乌梅炭、当归、菟丝子皆倍用，生地改用熟地，其当归、莲肉二味，同用黑米醋煮透，炒干，妇女崩漏久不愈，亦曾迭效。”

按 本方以补肾止血为主，但鹿角与龟板并用，不仅补肾阴，而亦兼补肾阳，尿血属肾虚者，自是合宜。

小蓟饮子 验方

小蓟 蒲黄炒黑 藕节 滑石 木通 生地 栀子炒 淡竹叶 当归 甘草

以上各等分。

按 小蓟、藕节去瘀止血，生地、蒲黄凉血止血，栀子导下泄火，竹叶凉心清肺，木通、滑石利窍通淋，当归、甘草和血止痛。综合各药性效，凉血止血，清热利水，用于小便时血淋刺痛。

第二节 肝 胆 病

头 痛

菊花茶调散 从《局方》加味

薄荷八钱 川芎四钱 荆芥四钱 羌活 白芷 甘草炙 细辛 菊花各一钱 防风钱半 僵蚕三分

研末为散，每用三钱，食后清茶调服。

按 羌活、白芷、川芎、细辛为头痛专药，荆、防薄荷散风，菊花清利头目。古人云：巅顶之上，惟风药可到。本方汇集祛风之品，升散头面之风，故为偏正头风之专方。又可兼治感冒，身热恶寒，鼻塞头晕，用本方宣散，常能微汗而解。

治偏正头风方 见《凌临灵方》

羌活 藁本 白芷各一钱 川芎 天麻各二钱 秦艽三钱 香附三钱 贝母三钱 马料豆五钱 白鲞头二两 红枣四个

按 巢氏《诸病源候论》云：“风痰相结，上冲于头，即令头痛，数岁不已，即连脑痛，手足寒至节，即死。”体会此条文义，可知风与痰是偏头痛的病源，本方用羌、藁、芷、麻、芎、艽散风止痛为主，香附、贝母调气化痰，大枣滋脾和血（风药刚燥，故和以大枣），对偏正头风无气虚血弱之症者用之有效。

白鲞即石首鱼鲞，据本草记载，此物对偏头风无直接作用，拟删去。

养血祛风法 见《凌临灵方》

西洋参一钱 归身 白芍各三钱 制首乌四钱 丹皮二钱 桑叶 甘菊各三钱 蔓荆子三钱 石决明五钱 朱茯神三钱 玫瑰花二朵

按 内伤头痛，有由肾虚内热者，有由血虚者，有由气虚者，有挟痰者，有由饮食自倍，胃气不行，壅逆作痛者；有由怒气伤肝，肝气暴逆作痛者。本方以归、芍、首乌、洋参补气益血，决明、丹皮、桑、菊清热熄风，蔓荆为头痛脑鸣之专药，有搜风凉血之功。综观全方，以养血祛风为主。对头痛眩晕，潮热口苦等症，极为适合。

柔肝熄风法 潘兰坪方

生熟地各三钱 天冬三钱 玉竹五钱 黑芝麻四钱 钩藤三钱后入 白菊花二钱 鲜桑叶四钱 羚羊角八分 苦丁茶三钱

按 本方用桑、菊、羚、钩、苦丁茶清肝热，熄肝风，地黄、天冬、玉竹、芝麻则滋肝益肾。潘兰坪云："此养肝体佐以清肝用法，阴虚火浮之头痛最宜，即偏正头风亦可治。叶案所谓育阴和亢阳，柔润熄内风者，此也。此等证或全用静药，羚羊、钩藤、菊花或不用，或少佐之。"此方清热熄风，滋阴益血，用于阴虚阳亢、血压上升而头痛者，亦颇合宜。

清肝涤痰法 见《凌临灵方》

半夏三钱 陈皮二钱 朱茯神四钱 陈胆星钱半 竹沥一两 石菖蒲八分 羚羊角八分 天麻 钩藤各三钱 石决明四钱青黛拌 玄参三钱 丹皮二钱 郁金钱半 木蝴蝶一钱

按 本方用决明、羚角、丹皮清肝热，玄参、郁金凉心火，天麻、钩藤祛肝风，二陈合南星、竹沥涤痰浊。用于肝风挟痰上逆之头痛、头晕，有清肝涤痰之效。

又按 本方亦治癫痫。顾靖远论癫证治法，以清心安神豁痰为主。论痫证治法，亦以清心安神豁痰为主，兼平肝镇坠之剂（如羚羊角、代赭石）。如随风热上涌而发者，治宜祛风除热（如天麻、钩藤、甘菊、薄荷）

豁痰（如瓜蒌、花粉、竹沥、梨汁）。又本草记载羚角主治狂易，郁金主治癫狂失心。综观上述，可知本方各药用于癫痫，原极相宜，并与顾氏治痫的用药法相类似也。

胁　　痛

柴胡疏肝散 《统旨》方

柴胡　陈皮各一钱二分　川芎　赤芍　枳壳麸炒　香附醋炒　各一钱　甘草炙五分

加减法：唇焦口渴，乍痛乍止者，火也，加山栀、黄芩。痛而有一条扛起者，食积也，加青皮、麦芽、山楂。痛有定处而不移，日轻夜重者，瘀血也，加归尾、红花、桃仁、牡丹皮。干呕，咳引胁下痛者，停饮也，加半夏、茯苓。喜热畏寒，欲得手按者，寒气也，加肉桂、吴茱萸。

林珮琴云："肝脉布胁，胆脉循胁，故胁痛皆肝胆为病。凡气血食痰风寒之滞于肝者，皆足致痛。"本方用柴胡清厥阴之热，散气血之滞；川芎搜风散瘀，主气血郁滞；赤芍泻肝火，行血滞；香附解郁止痛，陈皮导滞消痰，枳壳破气消胀。综合各药性效，调肝散郁，理气止痛（本草记载柴胡、川芎、赤芍均主胁痛，香附主一切气病、止诸痛），用于各种胁痛，随症加味。

泄木和中法 凌奂方

旋覆花三钱包煎　红花一钱　青葱管三支　法半夏三钱　橘红钱半　赤苓三钱　竹茹三钱　瓜蒌三钱　玫瑰花三朵冲

广郁金钱半　丝瓜络　白蒺藜各三钱

按　本方以旋覆花汤（旋覆、红花、青葱）协玫瑰花、郁金通血络之瘀滞，二陈协瓜蒌、竹茹、蒺藜涤热痰、止咳逆（本草记载蒺藜主咳逆），丝瓜络通络行血。综合各药性效，降气化痰，通络止痛。用于大叶性肺炎两胁作痛，气逆痰稠之症有效。

中　风

熄风宣窍涤痰法　王香岩方

羚羊角一钱　滁菊二钱　橘络一钱　蝎尾一钱　胆星钱半　竹沥一两冲　半夏三钱　天麻二钱　桑叶二钱　石菖蒲一钱　茯苓三钱　钩藤三钱　圣济大活络丹一颗化服

原注：羚羊熄风靖肝，胆星涤痰宣络，桑叶散风清火，竹沥通络豁痰，菖蒲为斩关夺门之将，橘络、半夏祛太阴之湿痰，蝎尾祛肝风而通舌窍，天麻、钩藤宣发清阳，大活络丹搜风涤痰开窍，为安内攘外之主帅。

镇肝熄风汤　张锡纯方

怀牛膝　生赭石各一两　生龙骨　生牡蛎各五钱　生杭芍　玄参　天冬各五钱　川楝子　生麦芽　茵陈各二钱　甘草钱半　生龟板五钱

加减法：如心中热甚者加生石膏一两，痰多者加胆星二钱，尺脉重按虚者加熟地八钱、萸肉五钱，大便不实去龟板、赭石加赤石脂一两，手足瘫痪者加桃仁、红花、三七。

按　本方以龙、牡合牛膝潜阳，白芍敛肝，川楝清火，龟板、玄参、天冬滋阴。对气血并走于上之大厥，有潜镇摄纳之效。

治中风方 近人方

当归三钱 生地四钱 西洋参一钱 石斛 丹参各三钱 红花二钱 棕榈皮炭三钱 滁菊二钱 钩藤 天麻各三钱 僵蚕二钱 竹沥一两 姜汁十滴

原注：归、地、参、斛为滋养药，丹参有补血之功，协滁菊又能低降血压，棕榈皮止脑动脉出血，红花、丹参能行血祛瘀，与棕榈同用，一止一行，有开合相济之功。余药皆镇静神经，降痰活络。

三化汤 洁古方

大黄二钱 枳实三钱 厚朴二钱 羌活三钱

陆定圃云：中风最宜辨闭脱，闭证口噤目张，两手握固，痰气壅塞，语言謇涩，宜开窍通络、清火豁痰之剂，如稀涎散、至宝丹之类。脱证口张目合，手散遗尿，身僵神昏，宜大补之剂，如参附汤、地黄饮子之类。然闭证亦有目合遗尿，身僵神昏者。惟当察其口噤、手拳，面赤、气粗、脉大以为别。脱证亦有痰鸣不语者，惟当辨其脉虚大以为别。

高血压病 中医称为肝风

羚羊角汤 费伯雄方

羚羊角一钱 龟板八钱 生地六钱 白芍二钱 丹皮钱半 柴胡 薄荷各一钱 菊花二钱 夏枯草钱半 蝉衣一钱

红枣十枚　生石决明八钱打碎

按　本方以羚角祛肝风，龟、地滋肾阴，丹、芍、夏枯助羚角清肝，蝉、菊助羚角祛风，柴、薄散肝火，决明镇肝阳。合而为清肝益肾，潜阳祛风之剂。用于高血压病头痛、头晕之症。

羚角钩藤汤　俞根初方

羚角片一钱先煎　霜桑叶　真川贝去心　各二钱　鲜生地五钱　钩藤后入　滁菊　抱木茯神　生白芍各三钱　生甘草八分　鲜竹茹五钱先煎

按　本方以羚、钩、桑、菊祛肝风，生地、甘、芍养肝阴，茹、贝涤痰热，茯神宁心神，合而为柔肝熄风之剂。用于高血压病头晕胀痛，耳鸣心悸等症。

滋水平木法　缪仲淳方

桑叶二钱　胡麻四钱　甘菊　白蒺藜各三钱　制首乌　生地各四钱　天冬　女贞子各二钱　牛膝三钱　柏子仁二钱

按　本方用首乌、地黄、牛膝、女贞补肝益肾，桑、麻、菊、藜平肝祛风，柏仁、天冬滋肝润燥。本方以补肾阴、祛肝风为目的，用于高血压病头晕手麻，足软无力，便结目昏等症。

养阴和阳法　叶桂方

制首乌五钱　桑叶二钱　黑芝麻四钱　北沙参　天冬　女贞子　茯神各三钱　穞豆衣三钱　柏子仁二钱

按　参、冬、女贞均益肝肾，首乌养血祛风，桑、麻滋肝熄风，柏仁明目，茯神疗风眩。综合诸药性能，滋阴养血，祛风明目，用于水亏木旺，肝风上扰，头目眩晕等症。

镇静气浮法 秦伯未方

青龙齿钱半 生牡蛎六钱 旋覆花钱半包煎 代赭石钱半 朱茯神 益智仁 酸枣仁 柏子仁各三钱

按 龙、牡、赭石潜阳，茯神、枣仁、柏仁补心宁神，旋覆下气消痰，益智温中开胃。本方的主要功用为重坠潜阳，用于高血压病有镇静安神之效。

潜阳滋降法 张伯龙方

炙龟板四钱 灵磁石一钱 真阿胶二钱烊化 生熟地各三钱 甘菊 黑豆衣各三钱 蝉衣一钱 女贞子三钱

加减法：微见热加石斛，小便多加龙齿，大便不通加麻仁。

按 本方以龟、地、阿胶滋阴益血，磁石、蝉、菊镇肝熄风，女贞补风虚。综合各药性能，补肾阴之虚，靖浮越之阳，用于下虚上实之高血压症。

治肝风上窜方 见《临证指南医案》

生地六钱 丹皮钱半 白芍三钱 钩藤 黄菊花 白蒺藜各三钱 橘红一钱 天麻三钱

按 本方叶桂用治肝风上窜，目跳头晕，左脉弦劲。头晕有虚有实，今左脉弦劲，则为肾虚于下，风窜于上之症。本方以地黄补肾，丹、芍泻火，钩、菊、藜、麻平肝熄风，可谓方与证合，药无虚设。

治内风神不安寐方 见《临证指南医案》

丹参 玄参各三钱 茯神 枣仁各四钱 远志钱半 菖蒲八分 生地五钱 天麦冬各二钱 朱砂四分分冲 桔梗一钱

按 本方即天王补心丹去人参、归身、五味子、柏子仁，加菖蒲，朱砂，其功用与补心丹同。用于高血压病之不寐梦多，有养心宁神之效。

又按 高血压病在初期，有头痛不眠，耳鸣眩晕，善忘疲劳，注意力散漫等脑神经症状及心跳、气促胸闷等循环系症状。病势发展至相当程度，可出现狭心症、心脏性喘息、下肢浮肿、夜尿频多等。在高血压初期或良性者，其颜面为赤色多血性，如为恶性者，则颜面苍白。血压初期容易动摇，后期则常固定。以上所述症状，以中医学理分析之：出现头痛眩晕，手麻便秘等症者，多系肾虚于下，风窜于上。出现善忘少寐，心跳气促等症者，多系心血不足或心肾两虚。但临床所见两类症状，多系掺杂互见，并非界限分明。上列处方八则，用于初期高血压病，大都有效。若后期高血压病，效果不显。至于雪羹、臭梧桐、杜仲、桑寄生、桑根等单方，有相当功效，可采用。作者于 1954 年底患此病，初服夏枯草、黄芩、牛膝、杜仲、石决明、白芍等品配成丸药一料，服完，血压仍为 160/120。乃改用重庆唐阳春老医师亲验方大黄䗪虫丸，配合温补肾阳丸药，服至半年，血压降至 130/70。仍继服原方半年，至今血压不复上升。唐医师初用䗪虫丸治愈自己之高血压病，又用于就诊病员十余人，均有良效。不过中医治病，须按辨证施治的规律，不能执一方治一病。因此经验良药用之不当，亦常有不效者。

半 身 不 遂

补气养血汤 顾靖远方

人参 黄芪各三钱 地黄五钱 当归 白芍各三钱 首乌四钱 胡麻三钱 甘菊二钱 天麦冬各三钱 秦艽 牛膝 川断 虎骨各三钱 茯苓四钱 橘红钱半 人乳一杯分冲 梨汁一杯分冲 竹沥一两分冲 桑枝二两先煎代水煎药

按 半身不遂为中风的后遗症，治之宜速，若年久失治，药石无效。本方以参、芪、归、芍、地黄、首乌、人乳补气益血，芝麻、菊花养血祛风，天麦冬滋阴清热，牛膝、川断、秦艽通调血脉，虎骨追风健骨，苓、橘、梨、沥降火消痰，桑枝祛风、利关节。综合诸药性效，以补养气血为主，通血脉、壮筋骨、清痰热为佐，对中风后半身不遂有效。

史国公药酒

虎胫骨酒浸一日焙干酥炙 当归 炙鳖甲 羌活 防风 萆薢 秦艽 牛膝 晚蚕砂 松节各二两 干茄根蒸熟八两 枸杞子五两

共为粗末，绢袋盛，浸高粱酒十斤，封十日，滤清，加冰糖一斤。取饮时不可面向坛口，恐药气冲人头面。

按 本方以羌、防、虎骨、松节、萆薢、蚕砂、秦艽去风，当归、枸杞养血，鳖甲补肝阴，牛膝益肝肾。且牛膝主足痿筋挛，萆薢主瘫痪不遂，蚕砂主肢节不随，松节、虎骨、秦艽均主拘挛疼痛。综合各药性能，养血祛风，舒筋止痛，用于中风后肢节不随。

独活寄生汤《千金》方

独活　桑寄生　杜仲　牛膝　细辛　秦艽　白茯苓　桂心　防风　川芎　人参各钱半　炙甘草　当归　白芍　地黄各一钱

按　本方以十全大补汤去白术、黄芪，有补气益血，疏通血脉之效；加杜仲、牛膝补肝肾、强筋骨，治腰痛足痿；独活、防风、细辛祛风止痛，秦艽养血散风，寄生益血强筋。综合诸药性效，有补气血、利关节，治足膝痿弱、四肢麻木之效。

补阳还五汤　王清任方

生黄芪四两　归尾二钱　赤芍钱半　地龙去土一钱　川芎一钱　桃仁　红花各一钱

加减法：初得半身不遂，加防风一钱，服四、五剂后去之。如已病两三个月，用寒凉药过多者加附子四、五钱，如用散风药过多者加党参四、五钱。

按　本方用黄芪合地龙补气祛风，归、芍、芎合桃仁、红花和血行瘀，用于半身不遂，口眼歪斜，口角流涎，大便干燥，小便频数等症，有逐渐康复之功。

目　病

祛风明目法　丁甘仁方

荆芥穗钱半　谷精草　夏枯草各三钱　冬桑叶钱半　密蒙花钱半　生甘草一钱　甘菊花三钱　煅决明五钱　连翘　黑山栀各三钱　桔梗一钱　薄荷一钱后下　竹叶钱半

按　本方用荆、薄祛风疏邪，桑、菊祛风明目，翘、栀、竹叶除上焦邪热，石决、夏枯清肝火，主目痛，谷精明目退翳，密蒙治目赤肿眵泪。综合各药性能，外散风热，内清肝火。用于目暴赤肿，眵泪畏光等症。余曾试用，功效颇著。

清肝降火法　丁甘仁方

冬桑叶钱半　石决明五钱打先煎　细生地　甘菊花　钩藤　赤芍　黑山栀　大贝母各三钱　粉丹皮二钱　茶花钱半　鲜芦根五钱

按　本方用桑、菊、钩藤祛风明目，石决、山栀清肝降火，地、芍、丹皮和营凉血，芦根、贝母清热散肿，山茶凉血。综合诸药性效，清肝降火，祛风明目（桑、菊、石决，均有明目之功），用于目暴赤肿，多泪痛痒，羞明紧涩等症。

乙癸同治法　丁甘仁方

细生地四钱　冬桑叶二钱　蝉衣钱半　肥知母二钱盐水炒　甘菊花三钱　石决明五钱打先煎　炒丹皮二钱　谷精草三钱　黑芝麻三钱　云茯神三钱　石蟹一钱水磨开水送下

按 地黄、丹皮、知母滋阴降火，桑叶、芝麻祛风明目，蝉衣、菊花散风去翳，石决明清肝热、除内障。谷精草功同菊花，明目退翳。石蟹主青盲，茯神益心气。综合诸药性能，滋阴降火，散风退翳，用于目生翳障。

古人云：热极兼风，则目生翳膜。如张子和谓“黑水神光被翳，火乘肝与肾也”。本方凉血泄热，尤有明目退翳之专长，故对翳膜遮睛之症有效。

石斛夜光丸 见《苏沈良方》

石斛五钱酒洗 人参 生熟地酒洗 天麦冬去心 白茯苓 防风 草决明 黄连以上各一两 犀角 羚羊角 川芎 炙甘草 炒枳壳 青葙子炒 五味子炒 苁蓉酒洗以上各五钱 怀牛膝酒洗 白蒺藜去刺 菟丝子 菊花 山药 杏仁去皮 枸杞酒洗 以上各七钱

将石斛熬膏，和药末，炼蜜为丸。

按 本方以参、药、苓、草甘平培脾，二地、二冬、五味甘凉滋阴，苁蓉、菟丝、枸杞、牛膝补肾益肝，犀、羚、黄连凉心清肝，青葙、决明、菊花祛风热、去翳障。蒺藜、防风散风明目，石斛养阴除热，杏、枳、川芎行滞散瘀。综合诸药性效，养胃清肝，补肾益精。用于神光散大，昏如雾露，眼前黑花，睹物成二，久而光不收敛，及内障瞳神淡白绿色诸症。

顾氏加减杞菊地黄丸 顾靖远方

萸肉 山药各四钱 熟地八钱 丹皮二钱 茯苓 枸

杞子　甘菊　麦冬　白蒺藜以上各三钱　北五味一钱

用羊肝为丸。

加减法：养血加白芍、黑芝麻、柏子仁，清肾热加玄参、女贞子、龟板，清肝热加羚角、犀角、槐角，退翳加决明子、谷精草、木贼草，镇心肾加磁石、朱砂，随证采用。

按　杞菊地黄丸治肝血肾水虚衰，为滋阴明目第一方。今去泽泻之昏目，加麦冬清心肺之火，五味收缩瞳神，蒺藜补肝明目。综合各药性效，滋阴养血，明目敛瞳，用于老年精血衰少，视物昏花。

《顾氏医镜》论内障云："此症有因暴怒伤肝，致神水渐散昏花者，急宜滋肾水，养肝血，收其散大之瞳神，镇其上冲之逆气，宜杞菊地黄丸合磁朱丸治之。"

按　本方如再加谷精草、夜明砂、炙龟板、石决明、女贞子等品，用羊肝捣烂为丸，治疗内障，更为有效。

疝　　气

济生橘核丸《济生方》

橘核炒　海藻　昆布　海带各泡　川楝肉炒　桃仁麸炒　以上各一两　制川朴　木通　枳实麸炒　延胡索炒　桂心　木香各一两

研为细末，酒丸，桐子大，每服七十丸，酒、盐汤下。

按　本方用桃仁、延胡、桂心通血结，枳实、厚朴、木香行气滞，海藻、昆布、海带味咸软坚，川楝子、木通引导湿热由小便出。综合各药性能，活血利气，软坚除湿。徐灵胎云："此软坚之药"，即指此方有消㿗疝之功。《外台》云："㿗疝坚大如斗"。张子和有七疝之说，囊大如升如斗，不痛不痒者，曰㿗疝。肾囊肿痛，阴汗时出，或肿如水晶，或发痒而搔流黄水，或少腹按之作水声者，曰水疝。形如黄瓜，在少腹两旁，血溢气聚，流入脬囊，结成痈肿者，曰血疝。本方利气活血，咸寒软坚，渗利除湿，对以上三种疝气，均可酌用。我尝用本方治睾丸肿痛，应手而愈。

茴香乌药汤 顾靖远方

茴香炒研一钱半 乌药二钱 吴萸汤泡八分 破故纸钱半 川萆薢五钱 木瓜二钱 木香 砂仁钱半 荔枝核五钱

本方亦可浸酒服。

加减法：痛引腰脊加牛膝、杜仲，寒甚加肉桂，虚甚加人参。

按 大茴辛热，主㿗疝阴肿；故纸辛苦温，补命火，散寒湿；吴萸辛苦热，逐风寒，主阴疝；乌药辛温香窜，主血凝气滞。以上四味，为寒湿疝气之要药，萆薢除湿，木瓜缓筋急，木香、砂仁止冷痛，荔枝核善止疝痛。综合各药性效，祛厥阴之寒湿，疏气以止痛。此为辛温之剂，如寒湿郁久成热者不宜用。

温通利湿法 丁甘仁方

柴胡钱半 炒桂枝钱半 荔枝核打 橘核打 各三钱 香附醋炒 延胡索醋炒 各三钱 茴香一钱 小青皮二钱 云苓

泽泻盐水炒　各三钱　路路通三钱　桔梗一钱　广木香一钱

侯敬舆按：此治疝气之因于寒者，故用温通之法也。柴胡疏肝，桂枝散寒，苓、泽利湿，延胡、茴香、香附、青皮、木香、橘核、荔枝核利气行滞，以止疝痛，路路通舒畅筋络。

金铃黄柏散　顾靖远方

金铃子　黄柏　车前子　茯苓各二钱　泽泻钱半　川萆薢五钱　延胡　楂肉各二钱　青皮钱半　橘核炒研五钱

加减法：如湿热内蕴，寒气外束者，加茴香、吴茱萸以散外寒，外煎浓紫苏汤熏洗。如镇逆气，加槟榔、代赭石；散瘀血加蒲黄、五灵脂；清肝火加龙胆、黑山栀；舒筋加羚羊角；燥湿加苍术。

按　金铃子导小肠、膀胱之湿热，通利小便，为疝气要药。黄柏协萆薢除湿热，车前、茯苓、泽泻利水渗湿，延胡、楂肉行瘀止痛，青皮、橘核疏滞止痛。全方用意，首在清利湿热，佐以行瘀疏滞之品，以止疝痛。顾氏云："此苦寒清热去湿之剂，宗丹溪治疝法也。"

治疝痛药酒　顾靖远《重订广笔记》方

熟地八两　山药四两　丹皮　茯苓　泽泻各三两　枸杞子四两　巴戟　牛膝各二两　茴香　沉香各一两

将糯米一升拌药，如常造黄酒法，俟浆足，用烧酒十五斤入糟中，封置大坛内，一月开用，空心饥时饮一二杯。

原注：此方肾虚人感寒湿成疝作痛者宜之。

按 疝病都与肝、肾二经有关，此方以六味丸去萸肉加枸杞、巴戟、牛膝补肝肾之阴，茴香散寒湿、为疝气专药，沉香助阳疏气。

又按 顾靖远云：“疝病初起，未有不因寒湿，其邪或结少腹，或结阴丸之上下左右，而筋急绞痛，以寒主收引故也。”缪仲淳的意见，疝病由肾虚寒湿之邪乘虚客之所致。朱丹溪的意见，疝病由肝经有湿热之邪，又因寒气外束，不得疏散，是以痛甚。

按 疝气的病因，一般皆由寒湿，但丹溪、仲淳之说，亦非空谈。因为各病都有寒热虚实之辨，不能以一方治一病。

疟　疾

疟疾第一方 倪涵初方

半夏三钱　陈皮钱半　茯苓三钱　苍术二钱　厚朴钱半　柴胡二钱　黄芩二钱　炙甘草一钱　生姜三片　威灵仙二钱　青皮钱半　槟榔三钱

饥时服。

加减法：头痛加白芷。

原注：本方平胃消痰，理气除湿，有疏导开塞之功。受病轻者二服即愈，若三服后病虽减而不全愈用下方，少则三服，多则五服。

疟疾第二方 倪涵初方

生首乌三钱　柴胡二钱　黄芩二钱　鳖甲四钱先煎　知母二钱　焦术二钱　陈皮钱半　茯苓三钱　当归二钱　威灵

仙二钱　炙甘草八分　生姜三片

水、酒各半煎，空心服。

原注：本方清补兼施，极弱之人、缠绵之症，十服后立愈，所谓加减一二即不验者，正此方也。

久疟全消方　倪涵初方

威灵仙　蓬莪术　炒麦芽各一两　生首乌二两　金毛狗脊八钱　青蒿子五钱　飞黄丹　穿甲片　炙鳖甲各五钱

用山药粉、饴糖各一两，加水捣匀为丸。每用三钱，半饥时服。

按　疟久脾脏肿大，故用鳖甲、灵仙、莪术、麦芽、山甲消之；疟久体虚，故用首乌、狗脊补之；疟久寒热已轻，故仅用青蒿清之。

常山饮《局方》

常山酒炒二钱　草果煨一钱　知母一钱　贝母二钱　槟榔一钱　乌梅二个　姜三片　枣一枚

未发时温服。

按　常山截疟，收效颇大；惟服后易吐，酒制或配乌梅、红枣则可减少其引吐之作用，若与甘草同用尤易引吐。草果祛寒，知母清热，川贝化痰，槟榔利气。药只六味，对疟疾的病因症状俱已顾到，故此方对正疟不论日发、间日发均有功效。

柴胡桂枝干姜汤　见《伤寒论》

柴胡　桂枝各三钱　干姜一钱　天花粉　黄芩各三钱

牡蛎五钱　甘草一钱

按　柴胡、黄芩治少阳之疟热，桂枝、干姜温经散寒，花粉止渴，牡蛎止汗。吉益东洞云："本方治疟疾恶寒甚，胸胁满，胸腹有动气而渴者。"本方用于疟疾寒多热少，或但寒不热，胸胁满闷，口渴等症，疗效很好。

何人饮　张景岳方

何首乌八钱　台党参四钱　当归二钱　陈皮二钱　煨姜二钱

按　参、归补气血，首乌疗虚疟，陈皮、煨姜温中理气。本方用于久疟缠绵，气血交虚，脉搏细弱等症。

疟疾外治方　见《汉法医典》

朱砂五钱　斑蝥七十只　雄黄一两二钱　麻黄一两二钱

共研细末，每用少许，入膏药内，贴项后第三骨节。无论每日疟、间日疟、三日疟均有效。惟须在发作前三、四点钟贴用。

按　疟疾用发泡药，每有效验。又雄黄为砒之化合物，当有杀灭疟疾原虫之效。

第三节　脾　胃　病

不　食

楂曲平胃法　雷少逸方

楂肉炒　神曲炒　各三钱　苍术土炒　厚朴姜制　陈广

皮各一钱　甘草八分　鸡内金二枚

按　本方即平胃散去陈皮加神曲、山楂、鸡金三味。平胃散为消导要剂，治宿食不消，满闷呕泻。神曲、鸡金化水谷、治泻痢，山楂消食滞。本方不仅为因食泄泻之良方，凡脾胃不和，纳谷不香，食后胀满等症，用之亦极适合。

香砂养胃汤　见《沈氏尊生书》

香附　砂仁　木香　枳实　蔻仁　川朴　藿香以上各七分　白术　陈皮　茯苓　半夏以上各一钱　甘草三分

加姜枣煎。

按　本方即香砂六君子汤去人参，加藿、朴、枳、蔻、香附，共十二味。汇集芳香温燥之品，有调中理气之效。凡脘腹胀满疼痛，呕哕泄泻，消化迟缓等症，皆可制丸长服。

启脾丸　杨氏方

人参　白术各一两　炙甘草五钱　青陈皮各一两　神曲　麦芽炒　川朴　干姜　砂仁各一两

研末，水泛为丸，如弹子大，每服一丸，食前细嚼米汤下。

按　本方用参、草、术、姜以温脾补气，曲、麦、陈、砂以调气消导，厚朴、青皮以泄满消痞，故对脾胃不和，痞满腹胀之症有效。脾胃虚甚者不太相宜。

开胃健脾丸 重庆桐君阁方

党参 白术 茯苓各三两 炙甘草八钱 神曲 麦芽炒 楂肉炒 各三两 山药炒四两 广木香 砂仁各一两 草果煨一两 陈皮一两半

研末为丸。

按 本方即香砂六君子汤去半夏，加山药健脾止泻，山楂、麦芽消食行气，神曲调中开胃，草果暖胃燥湿。综合全方药性，消补兼施，对脾虚气滞，湿浊内阻，而呈现食不运化，呕恶胀满，肠鸣泄泻等症，用之颇佳。此方系重庆桐君阁中药房之制成品，销行多年，用者俱称有效。

呃逆附嗳气

降逆化浊法 丁甘仁方

代赭石三钱煅 旋覆花三钱绢包 制半夏三钱 炒陈皮二钱 云茯苓三钱 丁香五分 柿蒂七个 姜竹茹三钱 江枳壳二钱炒 蒌皮三钱 川贝母三钱 枇杷叶三钱去毛切 白蒺藜三钱去刺炒

按 本方用旋覆、代赭镇逆下气，蒌、贝合温胆汤（枳壳、竹茹、半夏、陈皮、茯苓。原有甘草，本法未用）化痰降气，丁香、柿蒂温胃止呃，枇杷叶和胃降气，蒺藜疏肝泻肺。综合全方药性，乃治痰气交阻、气冲而呃之方。

又按 丁香、柿蒂为治呃专药，代赭旋覆花汤原治噫气（即嗳气），今四药并用于一方，降气之力甚大。本方除丁香、柿蒂、蒌皮、川贝，加吴萸、黄连、木香治肝气犯胃，胃气挟痰涎上逆，以致呕吐痞闷，两胁胀痛，或嗳气不止者，颇有捷效。

治肝气横逆呃逆不止方 王士雄方

旋覆花三钱包煎 代赭石三钱 吴茱萸五分 黄连钱半 金铃子三钱 延胡二钱 乌药三钱 木香钱半 槟榔钱半 枳壳三钱 沙参三钱

按 本方用左金丸清肝火以止呃，金铃子散泻肝热以止痛，旋覆、代赭降逆止呃，槟榔、枳壳下气消胀，乌药、木香理气止痛，沙参养肝益肾。综合全方药性，凉肝下气，止呃定痛，为治肝气横逆，气火偏胜之方。如肝强脾弱，或阴虚火旺，均不相宜。

治下虚冲气上逆虚呃方 王士雄方

龙骨 牡蛎各四钱 青铅四钱 铁落一两 石决明 蛤壳各四钱 龟板炙 鳖甲炙 各四钱 紫石英四钱 熟地六钱 苁蓉四钱 牛膝三钱 枸杞子三钱 胡桃肉四钱 白薇二钱 沉香末八分冲

按 本方用龙、牡、石英、铅、铁镇坠之品，降冲气之逆；熟地、苁蓉、枸杞、胡桃填下焦之虚；二甲、白薇、决明补阴清火；沉香降气温肾。综合全方药性，补虚降逆，洵为肾虚呃逆之良方。稍为加减，亦可用来医治肾不纳气之虚喘。列方如下，以供参考。

熟地 苁蓉 枸杞子 胡桃肉（连衣用） 牛膝 沉香 紫石英 炙龟板 煅牡蛎 白薇 青铅 铁落

又按 呃逆者，逆气于下，而向上冲，喉胸之间，呃呃作声，而无物吐出。其症有兼热者，有兼寒者，有兼气滞者，有兼食滞者，有中气虚者，有阴气竭者。属火属热者，呃逆之声，连属而有力，虽手足厥冷，大便必坚，亦宜下之；属虚寒者，呃逆之声，低怯而不能上达于咽喉，虽无厥冷，亦宜用丁、附之属以补其阳。

按 凡病皆有寒热虚实之异，临床最宜细辨，庶不致误。

治噫气声声不绝方 作者试效方

旋覆花三钱包煎 代赭石三钱 姜半夏三钱 橘红钱半 茯苓三钱 西洋参一钱 麦冬三钱 沉香末四分吞 砂仁钱半 枇杷叶三钱去毛

林珮琴云："嗳气，即《内经》所谓噫也。《经》言：脾病善噫。又言：寒气客于胃，厥逆从下上散，复出于胃，故为噫。后人因谓脾胃气滞，起自中焦，出于上焦。凡病后及老人脾胃虚者多有之，顾亦有肝气乘逆，嗳酸作饱，心下痞硬，噫气不除者。仲景谓：胃虚客气上升，必假重坠以镇逆。"本方以参、麦补胃，旋覆、代赭镇逆，二陈合枇杷叶和胃降气，治胃虚客气上升之症，殊为合宜。我曾用本方治噫气声高，频频不绝，投温胆汤加旋覆、代赭少效，改用本方，两剂病除。

呕　　吐

加味二陈汤 林珮琴方

姜半夏三钱 广陈皮二钱 茯苓四钱 生甘草八分 白

蔻仁一钱　吴茱萸一钱　生姜汁十滴

按　二陈汤为理气化痰之剂，吴萸、蔻仁气味辛热，功能温胃下气，止吐逆，消痞闷；生姜辛温，调中开胃，开痰散气。二陈加此三味，有温胃开痰止吐之效；用于胸痞痰阻，食后漾漾欲吐之症，亦有疗效。

安胃降逆法 《评琴书屋医略方》

金石斛五钱先煎　制半夏二钱　细甘草五分　云苓三钱　化橘红五分　鲜竹茹三钱

加生姜一钱　同煎。

按　本方首用二陈汤和胃顺气，以止呕逆；生姜善散逆气，为呕家圣药；竹茹凉胃清热；石斛平胃气，除虚热；甘草味甘，甘能守中，易致壅气发呕，本非所宜，但以石斛味苦，故只用五分以减苦味。综合各药性效，有降气止呕之功，用于胃气上逆、食入即吐之症。

平肝镇逆和胃通阳法 王香岩经验方

代赭石三钱　旋覆花三钱包煎　法半夏三钱　橘红钱半　白茯苓四钱　炒竹茹二钱　栝蒌三钱　薤白三钱　生姜三大片　左金丸钱半分二次吞　金铃子三钱　金石斛三钱

按　本方用代赭、旋覆镇肝下气，左金丸挟金铃子抑肝泻火，二陈丸协竹茹、生姜调中止呕，石斛清虚热、平胃气，栝蒌、薤白除胸脘疼痛。全方用意，以平肝镇逆为主，和胃止呕为辅，药性偏于苦降辛通，宜于肝气犯胃，脘痛吐酸之症。本方系先师经验效方，有覆杯而已之效。

温胃平肝法 林珮琴方

人参钱半 干姜一钱 丁香一钱 半夏四钱制 青皮钱半 白芍三钱

按 本方用人参补气，干姜、丁香温胃止呕，白芍泻肝火，青皮疏肝气。全方有温胃平肝之效，用于胃阳衰弱，肝木克土，食入不变之呕吐。

又按 《伤寒》、《金匮》两书中治呕吐之方颇多，如吴茱萸汤、生姜泻心汤、半夏泻心汤、大半夏汤、生姜半夏汤、半夏干姜散、橘皮汤、橘皮竹茹汤等，疗效亦佳，都可参考。

泄 泻

疏邪化浊法 丁甘仁经验方

大豆卷三钱 生苡仁五钱 扁豆衣二钱 山栀皮二钱炒焦六曲三钱炒 赤苓三钱 佩兰叶二钱 枳壳二钱麸炒 车前子三钱炒研 桔梗一钱 鲜荷叶一角连脐

侯敬舆云："此治邪湿交阻而泄泻之法也。佩兰、荷叶芳香化浊，扁豆、神曲健脾化积，苓、苡、车前行水化湿，豆卷疏邪，栀皮除热。"

按 此治外有感邪，内有湿浊，身热泄泻之方。但内湿重于外邪，故方意注重行气化湿，淡渗利溺。

加味五苓法

土炒白术三钱 茯苓 猪苓 泽泻各三钱 官桂八分

藿香　川朴各钱半

按　本方以五苓散渗湿，加藿、朴辛温燥湿，乃治湿胜则濡泻之法。

醉乡玉屑　见徐氏《医统》

苍术　真川朴　炒广皮各钱半　炙甘草八分　焦鸡金两张　母丁香四分　春砂仁八分冲　车前子　泽泻各二钱

按　本方以平胃散除湿祛满，车前、泽泻利水，丁香、砂仁温胃调气，鸡内金消水谷、治泻痢。全方以燥湿为主，利水消食为辅，用于食泻水泻。

温中化浊法　丁甘仁经验方

制附片　桂枝各二钱　川朴　干姜各钱半　广藿梗二钱　姜半夏三钱　煨姜钱半　佩兰梗二钱　广皮钱半　白茯苓三钱　焦神曲三钱　车前子炒研三钱

按　本方用附、桂、二姜温脾逐寒，藿、朴、陈皮醒脾化浊，半夏、神曲调中行气，车前、茯苓利水除湿，此治中寒泄泻之方，多有脉沉细，苔淡白，腹痛绵绵，大便鹜溏等症；故以温化法治之。

益火扶土法　丁甘仁经验方

白术三钱土炒　益智仁三钱煨　广木香八分煨　云茯苓三钱　炮姜炭八分　诃子皮钱半　炙甘草一钱　补骨脂三钱　御米壳钱半　佩兰叶钱半　广陈皮钱半　炒谷芽三钱

按　《内经》云："寒入下焦，传为濡泄。"此言久泻伤脾，子病传母，宜用温涩之法。本方以术、姜、草合诃子、御米壳理中焦以止泻，益智仁、补骨脂补命火以生土，陈、苓、木香、谷芽调气和胃。综合全方药性，为治脾肾虚寒久泻不止之良剂。曾用此方治慢性肠炎有显效。

脾肾双补丸 顾靖远方

人参四两 炒山药四两 炒莲肉四两去心 橘红 砂仁各二两 车前子 补骨脂盐水炒 肉豆蔻煨 五味子蜜炙 菟丝子制 巴戟 萸肉 茯苓以上各四两

共研细末，炼蜜为丸，如绿豆大，空心饥时服。虚而有火者去人参、肉豆蔻、补骨脂、巴戟天。

原注云：此方补脾温肾，酸、收、固、涩四法同用，《经》所谓虚者补之，寒者温之，散者收之，滑者涩之是也。

按 肾泄即五更泄，溏而不甚，累年不愈；由肾虚火衰所致。本方系参苓白术散合四神丸加减而成。顾靖远谓："此方补脾温肾，酸收固涩，四法同用。"余谓此方于补涩之中，仍佐调中开胃、利水祛湿之品，补而不滞，尤为可贵。人参、莲肉、山药、肉豆蔻补脾以止泄，补骨脂、五味子、菟丝、巴戟、萸肉补肾以固脱，橘红、砂仁和胃醒脾，车前子利小便以实大便。此方治脾肾两虚，久泻不止，诚为佳品。

霍乱

芳香化浊法 丁甘仁方

广藿香三钱 佩兰叶三钱 广木香煨一钱半 姜半夏三

钱 广皮钱半 白茯苓三钱 川朴姜汁炒二钱 大腹皮洗三钱 猪苓三钱 苡仁五钱 车前子炒打三钱 春砂仁打二钱 灶心土一两 鲜荷叶连脐洗切半张 焦神曲三钱

侯敬舆按：《灵枢·五乱》篇曰："清浊相干……乱于肠胃，则为霍乱。"其证上吐下泻，成于顷刻之间。乃四时不正之气，由口鼻入，著于肠胃。故不用发汗以解表，而主芳香以化浊，扶土以和中。方中藿佩、荷叶芳香化浊，灶心土扶土止泻，木香、砂仁行气止痛，神曲、腹皮消积去胀，茯、猪、苡仁淡渗利湿，车前开窍导水，此方即藿香正气散、六和汤之类。

黄芩定乱汤 王士雄方

黄芩酒炒 焦栀子 香豉炒 各钱半 原蚕砂三钱 制半夏 橘红盐水炒 各一钱 蒲公英四钱 鲜竹茹二钱 川连姜汁炒六分 吴萸二分

加减法：转筋者加生苡仁八钱，丝瓜络三钱（小便通畅者用木瓜三钱），湿热盛者加连翘、茵陈各三钱。

按 本方用栀子、豆豉透热外达，黄芩清气分之热，蒲公英凉血分之热，黄连、吴萸泻热止吐利，半夏、橘红理气和胃，蚕砂治口渴。综合全方功用，清热为主，和胃止吐利为辅，治温病转为霍乱，腹不痛而肢冷脉伏，或肢不冷而口渴苔黄，小水不行，神情烦躁。王氏在纪达翔案中云："方以黄芩为君，臣以栀、豉、连、茹、苡、半，佐以蚕矢、芦根、丝瓜络，少加吴萸为使，阴阳水煎，候温徐徐服之（按：此系初次拟定，后又加减，成为定方），名其方曰黄芩定乱汤。嗣治多人，悉以此法增损获效”。

燃照汤 王士雄方

飞滑石四钱 香豉炒三钱 焦山栀二钱 黄芩酒炒 佩兰各钱半 制川朴 制半夏各一钱

水煎去滓，研入白蔻仁八分，温服。

加减：苔腻而厚浊者，去蔻仁，加草果仁一钱。

按 本方用焦栀协豆豉透达暑邪，黄芩挟夏、朴清化湿热，佩兰、蔻仁疏化湿浊，滑石利窍除湿。本方苦寒与温燥互用，乃治外受暑秽，内蕴湿浊之霍乱。必有脘痞烦闷，苔色白腻，恶寒肢冷等症，其他暑温、湿温，病在太阴者，亦可酌用。石念祖在本方后注云：“以滑石、栀、芩为正治，就中以滑石清其沉分之热，以栀、芩清其浮分之热，宣之以香豉，通之以夏、朴，行之以蔻仁。”

凡属暑湿夹杂之症，必用此法，外解暑邪，内除湿热（淡渗以除湿，苦寒以清热，芳香以化浊），才能使病速愈。

又按 顾靖远云：“霍乱者，挥霍变乱，起于仓卒，心腹大痛，呕吐泻利，或憎寒壮热，头痛眩晕，先心痛则先吐，先腹痛则先泻，心腹俱痛则吐泻交作。吐泻躁扰烦乱者，方为霍乱，不烦乱者止名吐泻。”

又云：“霍乱每起于夏秋之间，皆由外受暑热，内伤饮食，郁遏正气，不得宣行，陡然而发者居多。”按顾氏所述霍乱之症状与病因，颇觉扼要，用附方后，以资参证。

痢疾

止痢散 见《医学心悟》

葛根炒 苦参 陈皮 陈松罗茶各一斤 赤芍酒炒 麦芽炒 山楂炒 各十二两

研细末，每服四钱，水煎，连末药服下，小儿减半。忌荤腥膻食煎炒闭气发气诸物。

按 痢之病源，总由先感暑热，继食生冷，暑热为阴寒所遏，遂郁伏肠间而成痢。故以葛根鼓舞胃气，陈茶、苦参清化暑热，麦芽、山楂消宿食，赤芍行血则便脓愈，陈皮调气则后重除。惟本方只宜于痢疾初起，腹不胀痛者。

王太史治痢奇方

黄连 黄芩 白芍各二钱 当归钱半 红花五分 桃仁钱半 枳壳三钱 青皮 槟榔 厚朴各钱半 木香八分 楂肉三钱 地榆三钱 甘草一钱

加减法：如单白无红，去桃仁、地榆加橘红，涩滞甚者加酒军二钱，腹痛甚者延胡，如发热者加柴胡，若痢至月余，脾胃弱而虚滑者加参、术。

顾靖远云：此方和解清热，破结消积，调气行血，为治痢之神剂，即芍药汤之法，随痢之新久，而加减用之。

痢疾效方

广木香四两 苦参酒炒六两

为末，将甘草一斤煎膏和丸，如桐子大，每服三钱。

按 苦参苦寒清热，木香辛温除后重，甘草甘平和中。若病由积滞腹胀痛者，宜加消导药煎汤送下。

小香连丸

蕲艾八两捣如绵以黄米煮成薄浆拌透晒干 陈香薷八两 苦参八两 青木香三两 甘草一两 川连二两 槟榔 牵牛子各四两 乌药六两

为末，水丸，外加川郁金二两研末为衣。白痢砂糖汤下，余俱姜汤下，每服二三钱，量大小投之，效在大香连丸之上。

按 本方以苦参、黄连苦寒清热，艾叶、乌药温中开郁，木香、槟榔除后重，牵牛、香薷利二便。综合各药性效，温中焦，泻下焦，清利暑热，顺气磨积。王馥原论痢疾云："时医冒为高古，擅用温热者十有其二，妄用凉泻而称稳当者十有七八，殊不知各得其偏，而未协中和之道。是症治法，太凉不得，太热不得。"又云："叔和氏云：诸痛属寒，《经》云：诸痛属火，余执其中以治痢症，每用温凉并进之法，往往获效如响。"王氏为晚清绍兴名医，其治痢经验，温凉并进，正与本方用药相同。由此可知本方用于痢症，其效定在一般套方之上。

噤口痢方

老藕捣汁

煮热，稍和砂糖频服。

按 下痢而不能食，此为胃气已败，但大剂峻补，又非所宜。故以甘平养胃之品缓缓调补，冀其胃气稍复，方可用收涩之药止其痢。

加味参苓白术散 吴鞠通方

人参二钱 白术钱半炒焦 茯苓钱半 扁豆二钱炒 苡仁钱半 桔梗一钱 砂仁七分炒 炮姜一钱 肉豆蔻一钱 炙甘草五分

共为细末，每服一钱五分，香粳米汤调服，日二次。

吴鞠通云："积少痛缓，则知邪少。舌白无热，形衰不渴，不饥不食，则知胃关欲闭矣。脉弦者，《金匮》谓弦则为减，盖谓阴精阳气俱不足也。"此病邪少虚多，故用甘平益胃之剂，调补中焦，稍佐淡渗除湿，涩温止痢。俾营养素的输入渐增，虚羸自可恢复。

吴氏又云："参苓白术散原方兼治脾胃而以胃为主者也。其功但止土虚无邪之泄泻而已。此方参、苓、白术加炙草则成四君矣，加扁豆、苡仁以补脾胃之体，炮姜以补脾肾之用，桔梗从上焦开提清气，砂仁、肉蔻从下焦固涩浊气。上下斡旋，冀其胃气渐醒，可以转危为安。"

此方不仅治噤口痢，对脾虚久泻，用之亦有效。

胃脘痛附胃及十二指肠溃疡

疏肝和胃法 裘吉生经验方

甘松钱半 制香附三钱 煅瓦楞四钱 九香虫一钱 刺

猬皮焙三钱　沉香曲三钱包煎　降香片钱半　延胡三钱　左金丸一钱吞　甘蔗汁一杯　生姜汁半茶匙

按　胃脘痛有气郁、血瘀、食积、痰饮之别，又有因寒、因火、因虫、因虚之不同。本方以甘松、香附、沉香理气，延胡活血，九香虫疏胸腹滞气，瓦楞子消癥，猬皮凉血，姜汁辛温畅胃，蔗汁甘寒和胃，左金丸泻肝火而止呕。全方用意，在调气止痛，专治肝气犯胃之脘痛。本方系浙江绍兴裘吉生治肝胃不和、当心而痛之临床验方，余常用之，确有显效。

治肝气犯胃脘胁作痛呕吐酸水食不得下方　见《本草用法研究》

佛手　香附　延胡　广木香　砂仁　吴茱萸　黄连以上各半两　沉香　丁香以上各一两　麝香五分　附片　五灵脂　蒲公英　当归以上各半两　甘草五钱

以上十五味，共研细末，另用：

煅石决明　煅瓦楞子　路路通　旋覆花绢包　新绛可改红花　乌药以上各二两　青葱管一把

以上七味煎汁泛丸。

按　本方汇集芳香理气，活血止痛之品，以治脘胁作痛，呕逆吐酸之症。乌药、香附、沉香、佛手理气以止痛，附子、麝香温胃以止痛，延胡、灵脂、当归活血以止痛。旋覆、新绛、青葱即《金匮》治肝着的旋覆花汤，有通阳活血之效。黄连、吴萸即左金丸，佐以丁香温中下气而止呕逆，香、砂疏肝和胃而去胀满。他如蒲公英（配合砂仁陈皮治胃脘胀痛）、路路通均为止痛药，瓦楞子（配合橘皮治胃酸过多）为解酸药。本方香燥之品居多，对胃寒脘痛最为合宜。如脉象弦细，舌质绛色，便秘尿短者，不可轻用。

治肝气痛脉虚得食稍缓方 见《冷庐医话》

北沙参 金石斛 归须 白芍以上各三钱 甘草一钱 木瓜二钱 茯苓三钱 橘红钱半 鳖血炒柴胡钱半

按 本方以柴胡疏肝气，参、斛养肝阴，芍、甘、归须和血止痛，橘红、茯苓、木瓜抑木崇土。此为养阴疏肝法，不用辛香破气之品，而奏止痛之效。胃痛属虚者用之最宜。

沉桂止痛散 叶橘泉方

沉香三钱 安桂三钱 白蔻仁 黄连各二钱四分

研细粉，每用三分，一日四次，温水送服。

按 肉桂温通血脉，沉香温中行气，均治心腹疼痛。蔻仁除寒燥湿，化食宽膨，黄连燥湿泻火（蔻仁辛热，黄连苦寒，二味合用，犹如姜连丸姜连合用）。本方肉桂配沉香，意在急速止痛；蔻仁配黄连，意在止吐逆、消痞闷。本方虽有黄连，仍属燥热之剂，阴虚火旺之体忌用。

治消化性溃疡方 见《浙江中医杂志》试刊号

党参三钱 白术三钱 甘草二钱 白芍三钱 白及三钱 乌贼骨四钱

加减法：泛酸多者加左金丸、煨益智仁，疼痛剧烈者加甘松、木香，呕血或大便有隐血者加仙鹤草、乳香珠，大便秘结者加栝蒌仁、麻仁。

按 本方以参、术健脾，芍、甘止痛，乌贼骨除胃酸过多，白及去腐生新。全方用意，以解胃酸，治溃疡（白及，本草记载主恶疮、痈肿、败疮，可知其有去腐逐瘀生新之功用）为主，兼有健脾止痛之功。所加各药，左金丸协益智治酸水上泛，甘松、木香理气止痛，仙鹤草、乳香止吐血下血，麻仁、栝蒌润大肠燥结。

溃疡病合剂 福建人民医院经验方

制乳没各二钱 吴萸五分 黄连一钱 香附子三钱 台乌药二钱 广木香 砂仁各钱半 川楝子三钱 延胡二钱 海螵蛸四钱

按 本方用药十一味，吴萸、黄连为左金丸，治肝火旺盛，吐酸吞酸。金铃子、延胡为金铃子散，泻肝火，治脘腹痛。香、砂疏肝醒脾，消食止呕。香附、乌药疏气止痛，兼治痞满。乳没活血调气，生肌止痛。海螵蛸和血除湿，近人用作制酸药，对胃酸过多及胃溃疡有解酸止血之效。综上各药性能，可知本方有利气活血，清火解酸之功效，用于胃及十二指肠溃疡的胃痛、呕吐酸水、痞满嗳气等症。

治胃溃疡方 近人方

山药一两 甘草二钱 乌贼骨三钱 茯苓五钱 白芍四钱 苡仁五钱 川贝一钱 仙鹤草三钱 阿胶 瓦楞子煅各四钱

按 本方以山药、苡仁、茯苓健脾益胃，乌贼、瓦楞制酸，芍、甘止痛，仙鹤草、阿胶止血。综合全方功用，补虚制酸止血之力大，止痛之力弱。用于虚人胃溃疡病，似更合宜。

又按 胃溃疡之重要症候为胃痛、吐血、呕吐，却不一定呈现全部症状。胃痛有广泛性疼痛与局限性疼痛，诊断上之重要所见为局限性压痛。幽门部溃疡，压痛在心窝正中线，可稍偏右；小弯部溃疡在左心窝部，或于左季肋部有疼痛。胃出血的出现为吐血、下血、潜出血。其他症状，患者常兼胃酸过多、嘈杂、吞酸、口渴，食欲或平常或亢进，大便多秘结。十二指肠溃疡的症状多与胃溃疡相同，不过胃痛的时间有差别。胃溃疡多在食后作痛，十二指肠溃疡则在食后二至四小时作痛。

本病治法，以制酸及化瘀生肌为最要，故乌贼骨、白及二味，为本病主药。重庆市第一中医院治疗本病的经验，以白及粉（每用一钱，每日三次）或乌贝散（乌贼骨六份，浙贝母四份，共研为末。每用一钱，每日三次）为主，再配合其他方剂，试用11例，成绩颇佳。

腹　痛

温通理气法 丁甘仁方

姜半夏三钱　广陈皮一钱半　白茯苓三钱　老苏梗三钱　佩兰叶三钱　陈香橼一钱半去瓤　砂仁壳一钱半　上桂心一钱半　台乌药二钱　川楝子三钱焙　白芍三钱　瓦楞子五钱煅　橘叶二钱

按 本方治肝气犯胃，胃寒脘腹作痛。用桂心温胃活血，乌、砂、苏、橼理气止痛，二陈协佩兰和胃化浊，川楝、橘叶、瓦楞平肝泄木。综合各药性能，有温通理气，平肝泄木之效。

加味芍甘汤 仲景方加味

白芍四钱　当归三钱　桂心　炙甘草各钱半　大枣四个

按 白芍、甘草即白芍药甘草汤，乃健脾胜剂，能治血虚腹痛。当归和血散寒，桂心温经活血，大枣滋脾缓痛。综合全方功用，有温通血脉、甘缓止痛之效，治血虚腹痛、遇饥过劳更甚者。曾用小建中汤治虚劳腹痛，收效颇速，此方即小建中汤去姜、饴加当归，比原方更进一步，治虚寒腹痛，确为良方。

五磨饮

广木香　真沉香　炒枳实　槟榔　台乌药

等分，共研细末，瓷瓶收贮，每用一钱，开水送下，虚人用党参、炙甘草、大枣煎汤送下。

按 木香、沉香调气开郁，枳实、槟榔降气破结，乌药专疏气滞。方中各药，疏气止痛，凡胃脘胸腹因气郁不舒，痞塞攻痛者，用之有效。但药性过于散气，必须症实脉实者，方可暂用。

温运中宫法 作者自订方

台党参四钱　干姜　炙甘草各钱半　广木香　砂仁各二钱　法半夏三钱　陈皮二钱　云茯苓三钱　乌药三钱

按 本方治脾阳衰弱，外感寒邪（太阴中寒），腹痛喜热按，脉象沉迟，或吐或泻。用参、姜、草温中散寒，乌药、香砂理气止痛，二陈和中止呕。综合全方功用，温运脾阳，理气止痛。如虚甚寒重加附子，泄泻加白术。

治经行腹痛方

当归　白芍各三钱　川芎一钱半　广皮钱半　云茯苓三钱　制香附　延胡各三钱　吴萸一钱　粉丹皮二钱

加减法：经期延迟，经色淡者，加官桂、炮姜、艾叶各一钱。经期超前，经色紫者，加条芩三钱。

按　本方用归、芍养血，陈、苓和胃，香附、延胡、丹皮、川芎活血利气，吴萸主心腹冷痛。综合各药性效，行气血，治痛经，对经闭血滞、小腹满痛之证，余曾用之，奏效颇速。

槟黄丸　见《顾氏医镜》

鸡心　槟榔　雄黄　制绿矾

等分成末，饭丸，如米大，每服一至三钱，服药之日，先勿食物，空心白汤送下。

按　虫痛之证，痛有休止，面生白癍，或吐清水，淡食而饥则痛，厚味而饱则安。本方用槟榔、雄黄、绿矾三味，皆能杀虫，虫去则腹痛自止。

林珮琴云：“大抵腹痛寒淫为多，热淫为少，以阴寒尤易阻塞阳气也。腹痛气滞者多，血滞者少，理气滞不宜动血，理血滞则必兼行气也。古谓痛则不通，通则不痛；故治痛大法，不外温散辛通，而其要则，初用通腑，久必通络，尤宜审虚实而施治。”林氏这段话，将治痛大法，概括无余，诚为可贵，特附于此，以备参考。

齿　　痛

齿痛验方

生石膏六钱　生地五钱　粉丹皮三钱　荆芥　防风各二钱　青皮钱半　生甘草一钱

加减法：心火旺加焦山栀、麦冬，相火旺加知母、黄柏，肝火旺加龙胆草、黄芩，便秘加制军、枳壳，恶寒头痛加羌活、白芷。

按　本方用荆、防协青皮祛风消肿，丹、地协石膏清热凉血。综合各药性效，清热止痛，散风消肿，用于气火上升，齿痛龈肿。方后附列各品，随症加用。本方流传民间，功效颇著。

加减竹叶石膏汤　仲景方加减

生石膏五钱　竹叶二钱　人参叶三钱　薄荷钱半　细辛八分　玄参四钱　麦冬三钱　银花三钱

按　本方用竹叶、石膏、栀子、薄荷、细辛（本草主齿䘌）散上焦之风热，玄参、麦冬、银花、参叶（生津润燥）滋阴清火，对齿痛龈肿由于风热者有效。

减味玉女煎　景岳方减味

生石膏一两　干地黄　玄参各五钱

按　玄参、地黄滋少阴之阴，石膏（张元素云：石膏止牙痛）清阳明之火。本方即玉女煎减去牛膝、知母、麦冬加玄参，治少阴不足、阳明有余之齿痛龈肿，颇有功效。

桃仁承气汤　仲景方

桃仁　酒军后入　玄明粉后入　各三钱　桂枝　炙甘草各钱半

按　桂枝、桃仁温通血脉，大黄、芒硝咸寒下降。全方功用，降冲逆，平血压，活血消炎，诱导上部之郁血下行。用于龋齿炎肿疼痛，有立竿见影之效。钟春帆“用此方治愈蛀牙肿痛之病例颇多，故敢介绍。”

擦牙膏

骨碎补十两铜刀切细　青盐二两半　桑椹二两半

瓦锅熬膏。

原注：治牙痛，并能固齿益髓，去骨中毒气。牙痛将落，用此膏擦一月后，再不复动。

按　骨碎补苦温补肾，主牙痛。桑椹甘凉补肾，青盐降虚火，坚骨固齿。肾主骨，齿为骨之余，故补肾即是固齿。本方治少阴虚火上攻之齿痛或齿浮动摇，颇佳。

虫　积

治疳积生虫方　近人经验方

雷丸　槟榔各一钱　黑丑五分　五谷虫瓦上焙一钱　使君肉五个切焙

共为细末，每服三分。用鸡蛋一个，打破空端，纳药于内，外用湿纸封固，饭上蒸熟，令患儿食之，药完病愈。

按 使君子健脾胃，杀蛔虫；雷丸消积，杀绦虫；槟榔消食，杀绦虫、姜片虫；五谷虫清热，治疳积；牵牛利大小便。综合各药性效，杀虫除积，用于绦虫病。

下虫丸 见《兰台轨范》

苦楝根皮

为末，面糊丸，弹子大。如欲服药，宜戒午饭，晡时预食油煎鸡蛋饼一二个，待上床时，白滚汤化下一丸，至五更，取下异虫为效。

按 苦楝根皮能杀蛔虫、绦虫、蛲虫，并通大便。本方药少而力专，颇堪珍贵。林珮琴云："凡治虫势骤急者，行攻逐，如大黄、黑丑、干漆、槟榔、三棱、莪术等，虫去则调其脾胃。势缓者用伏制，如川连、胡连、乌梅、苦参、苦楝、川椒、芜荑、鹤虱等。脾弱者兼运脾，胃滞者兼消导，脾胃气强，虫乃不生。"按林氏所言，语极精简，确为治虫大法。

水　肿

疏凿饮 《济生方》

商陆　茯苓皮　大腹皮　泽泻　木通　赤小豆　羌活　秦艽　槟榔　椒目以上等分　生姜皮　大枣

实脾饮 严用和方

白术　茯苓各三钱　甘草五分　煨附子二钱　炮姜

厚朴　草豆蔻各一钱　木瓜二钱　大腹子三钱　木香一钱　生姜三片　大枣三枚

沈金鳌云："水肿有阴阳之别，阳水多外因，其肿先现上体，其脉沉数，其症兼发热烦渴，溲赤便秘。轻则四磨汤、五苓散，重则疏凿饮子。阴水多内因，其肿先现下体，其脉沉迟，其症兼身凉不渴，溲清便利或溏，宜实脾饮"。

按　疏凿饮行水消肿，为实证之直捷治法。实脾饮温补脾肾，行气消肿，用于肿胀虚证。

麻附五苓散　仲景方加味

猪苓　茯苓　白术各三钱　泽泻三钱　肉桂末八分分冲　麻黄二钱先煎去沫　附块四钱

沈金鳌云："业师庆曾先生尝谓余曰：肿胀门惟水病难治。其人必真火衰微，不能化生脾土，故水无所摄，泛溢于肌肉间，法惟助脾扶火，足以概之。而助脾扶火之剂，最妙是五苓散。肉桂以益火，火暖则水流；白术以补土，土实则水自障；茯苓、猪苓、泽泻以引水，则水自渗泄而可不为患。每见先生治人水病，无不用五苓散加减，无不应手而愈，如响应者。"观此一段记载，可知五苓散为水肿要方，随症化裁，可奏水去肿消之效。今于五苓散中加麻黄以泄水，附子以温肾，对周身水肿有行水消肿之力。

鸡矢醴　《素问》方

羯鸡矢八合研炒焦　无灰酒三碗

共煎干至一半许，用布滤取汁，五更热饮，则腹鸣，辰巳时行二三次，皆黑水也。次日觉足面渐有皱纹，又饮一次，则渐皱至膝上，而病愈矣。

李时珍云：“臌胀生于湿热，亦有积滞而成者，鸡屎能下气消积，通利大小便，故治臌胀有殊功，此岐伯神方也。醴者，一宿初来之酒醅也。”

按 鸡矢宜雄鸡者，在腊月预收，用时取干鸡矢半斤，袋盛，以酒醅一斗，渍七日，温服三杯，日三。或研为末，酒下二钱。

绿豆附子汤 《朱氏集验方》

绿豆二合半　大附子一只去皮脐切作两片

水三碗，煮熟，空心卧时食豆。次日将附子两片作四片，再以绿豆二合半，如前煮食。第三日别以绿豆附子如前煮食。第四日如第二日法煮食。水从小便下，肿自消，未消再服。忌生冷盐酒六十日，无不效者。

按 附子温脾逐寒，绿豆利水消肿，且绿豆甘寒，可解附子之热毒。

导水茯苓汤

赤茯苓　麦冬　泽泻　白术各三两　桑皮　紫苏　槟榔　木瓜各一两　大腹皮　陈皮　砂仁　木香各七钱半

共为粗末，每用五钱，布包，加灯草二十五根煎服。如病重者，可用药五两，再加麦冬二两，灯草五钱，水一斗，于砂锅内熬至一大盏，温服。

顾靖远云：“此导水之平剂，治头面遍身肿如烂瓜，手按之塌陷，手起则随手而起，喘满倚息，小便涩少。此即《内经》水肿之症。《经》言：水始起也，目窠上微肿，颈脉动，时咳，阴股间寒，足胫肿，腹乃大，其水已成。以手按其腹，随手而起，如裹水之状。其论肿的病因说：三阴结谓之水。三阴者，手太阴肺、足太阴脾也。”本方以白术理脾，麦冬清肺，使脾能转输水津于上，肺能通调水道于下，自无泛滥成肿之患。其余香、砂、陈皮之利气，茯苓、泽泻、二皮之导水，又为治肿之常法。本方方后注云：重症用药五两，再加麦冬二两，灯草五钱。虽重症必需重剂，使麦冬甘寒，灯草利窍，皆于虚寒之体不宜。本方只宜用于阳水，阴水忌用。

补化汤《潜斋方》

漂於术　漂茂术　紫朴各钱半　天生苓三钱　干姜五分　熟附片二两　桂枝尖　毕澄茄各钱半　西茵陈二钱　广木香七分　泽泻　木通各钱半

另用雄鸡矢二两，开水淋汁，煎服。每日另化吞十香丸一枚。守服十余日，大气自运，中满自消矣。

按　水肿之本，多由脾阳不振，肾气衰微。本方以桂、附补命火，术、苓、姜振脾阳，此为治肿之本。水气结而不通，则周身浮肿，故以泽泻、木通、茵陈、厚朴、木香运气利水，此为治肿之标。毕澄茄暖脾胃，除腹胀，鸡矢下气利二便，十香丸主寒凝气滞，均为本方有力之辅佐。综合各药性效，标本兼顾，补泻互用。如肿病见神色枯瘁，面目淡黄，脉象迟濡，或弦大无力，舌白不渴等症，用本方最宜。

附：十香丸

治一切气滞寒凝诸病。

煨木香　沉香　泽泻　乌药　陈皮　丁香　小茴香　香附酒炒　荔枝核煨焦　以上九味各等分　皂角微火烧至烟尽照各药减半

为末，酒糊丸，弹子大，磨化服。癞疝之属温酒下。

徐大椿云：水肿之病，千头万绪。虽在形体，而实内连脏腑，不但难愈，即愈最易复病；所以《内经》针水病之穴，多至百处，而调养亦须百日，反不若鼓胀之症，一愈可以不发。治此症者，非医者能审定病症、神而明之，病者能随时省察、潜心调养，鲜有获痊者。

程国彭云：水肿既消之后，宜用理中汤健脾实胃。或以《金匮》肾气温暖命门，或以六味加牛膝、车前，泄肾水，清余热，庶收全功。

按　泄水之法，不外发汗、利尿两种。如麻黄、羌活、防风、柴胡、牛蒡子、葱白、忍冬藤之类，皆可开鬼门；如泽泻、木通、香薷、灯心、冬葵子、蜀葵子、葶苈、防己、昆布、海藻、海金沙、赤小豆、茯苓、猪苓之类，皆可洁净府、上下分消，水气自去。至于泄水猛药，如甘遂、芫花、大戟、商陆、续随子等，以其性猛，中病即止，并须注意调养，方无复发之虞。

黄　疸

经验治疸方　见《顾氏医镜》

生地三钱　当归　红花　橘红　枳壳各一钱　厚朴八

分　黄芩二钱　黄连五分　车前二钱

另用：鹅毛茵陈　摇铃茵陈各五钱煎汤一碗　白酒一碗　汤与酒代水煎药，加炒砂仁末四分冲服。

按　本方用归、地养血润燥，红花行血瘀，枳、朴疏气滞，芩、连清湿热，车前利小便，茵陈发汗利水，为黄疸专药。顾靖远云：此为滋阴活血、清热利湿之剂，数剂之后，黄自渐退。

张石顽云："茵陈有二种，一种叶细如青蒿，名绵茵陈，专于利水，为湿热黄疸要药。一种生子如铃者名山茵陈，又名角蒿，其味苦辛，小毒，专于杀虫，治口齿疮绝胜。《本经》主风湿寒热，热结黄疸，湿伏阳明所生之病，皆指绵茵陈而言。茵陈专走气分而利湿热，若蓄血发黄，非此能治也。"

按　古今文献，对茵陈的种类、名称，尚不一致，兹录张氏之说，以供参考。

化疸汤　见《沈氏尊生书》

茵陈五钱　苍术钱半　猪苓三钱　茯苓三钱　木通钱半　山栀三钱　薏仁五钱　泽泻三钱

加减法：酒疸加葛根，女劳疸加当归、红花。

按　茵陈协二苓、泽泻、木通以利湿热，栀子苦寒清热，苍术辛温燥湿，薏苡仁健脾行水。此方清利湿热，故为黄疸之通治方。

猪膏发煎　《金匮》方

猪膏　乱发各四两

发和膏煎，发消煎成，分再服，病从小便出。

加减法：女劳疸加生地、牛膝、鳖甲、花粉。

按 黄疸皆由湿热郁蒸，日久阴血必耗，不论气分血分，皆宜兼滋其阴。本方用猪膏凉血润燥，通二便，退诸黄。乱发消瘀血，利小便。猪膏借血余之力，引入血分而润血燥，并借其力开膀胱瘀血，利小水以除湿热，故能通治诸黄（节录顾靖远说）。

顾靖远云："统言疸症，清热除湿利水为主，兼养胃气。因食伤者消其食积，因酒伤者解其酒毒，因瘀血者行其瘀血，虽有汗下之法，而汗法固难轻用，助下法亦在所慎施。所以古人云：治疸忌大汗大下，及温补燥热，并破气闭气等剂，不可不知。"顾氏对黄疸治法的宜忌，作了简明扼要的介绍，使初学者获益不浅。

三　　消

麦冬饮子 《宣明方》

人参钱半　麦冬三钱　五味子一钱　生地五钱　知母三钱　葛根三钱　天花粉三钱　茯神三钱　炙甘草一钱

共为粗末，每服五钱，加竹叶十四片，水煎服。

按 参、麦、味为生脉散，补气阴，除烦渴；地黄、知母滋阴润燥，主燥渴虚烦；花粉、葛根生津止渴，茯神宁心泄热。综合各药性效，补气滋阴，泻火除烦，为肺热化燥、渴饮无度、心烦神疲之主方，但肺热而阴不伤者，非宜。

猪肚丸

黄连　粟米　花粉　茯神各四两　知母　麦冬　葛根各二两　地黄四两

研细末，将大猪肚一个，洗净，入末药于内，以麻线缝好，煮极烂，取出药，别研，以猪肚为膏，加炼蜜捣为丸，如梧子大。每服五十丸。

按　三消多由燥热伤阴，肺热化燥，渴饮无度，是为消渴。胃热善饥，能食而瘦，是为消谷。虚阳烁阴，引水自救，溺浊如膏，精髓枯竭，是为肾消。赵养葵说："治消症无分上下，但滋肺肾。"赵氏之意，盖谓滋燥清火，为消渴之正治。本方以地黄甘寒滋阴，葛根、茯苓生津止渴，知母、麦冬润燥泄热，黄连、花粉泻火解渴，粟米甘咸补肾，治胃热消渴，猪肚健脾补胃。综合各药效能，以滋燥泻火为主，对中消（即消谷）症有效。

元菟丸

菟丝子酒浸焙干十两　五味子酒浸焙干七两　茯苓　莲肉各三两　山药六两

共研末，将所浸酒打糊为丸，空心米饮下。

按　菟丝子强阴益精，治口苦燥渴；五味子滋肾涩精，莲子补脾固肾。综合各药效能，补肾养阴，敛气涩精。养阴则燥渴可解，涩精则溺如膏油之症可除（溺如膏油之症不除，必致精髓枯竭）。此症用药，殆与肾虚滑精同法。

八仙长寿丸

熟地八钱　萸肉四钱　丹皮　泽泻各二钱　茯苓三钱　五味子钱半　麦冬三钱

按　六味地黄丸补肾阴亏损，治消渴。五味滋肾止渴，麦冬润燥清火，合而为方，有壮水降火之功。对下消症溲溺频数，膏浊不禁，烦渴引饮，耳轮焦枯等症，均可加减施治。

又按　北京市地方工业局职工医院用地黄合剂治疗20例糖尿病患者，症状减退或消失的有效率达98%，血糖降低、尿糖消失的有效率达80%，且在治疗过程中不需管制饮食。地黄合剂之处方为熟地四份，人参一份，萸肉、枸杞子、天冬各二份。

按　糖尿病由于症状不同，处方未便一律，特将消渴、消谷、肾消三类处方，选录于上，以供临床择用。

第四节　肺　病

咳嗽附痰饮

止嗽散　程钟龄方

玉桔梗炒　紫菀蒸　百部蒸　白前蒸　荆芥各二斤　陈皮水洗去白一斤　甘草炒十二两

为末，每服三钱，开水调服，食后临卧服。初感风寒生姜汤调下。

按　程氏云："余制此药普送，只前七味，服者多效。"可见此方对感冒咳嗽，已久经试效矣。

百花膏 《济生续方》

款冬花 百合蒸焙

等份，为细末，炼蜜为丸，龙眼大，每服一丸。

按 款冬、百合均有润肺泄热、消痰止咳之功，款冬并主咳吐脓血，故本方用于喘嗽不止或痰中夹血等症。

加味杏苏二陈丸

杏仁三钱 苏子四钱 川贝 蒌仁 半夏各三钱 陈皮二钱 茯苓三钱 甘草一钱 细辛 干姜 五味子各八分

按此比例增加为丸。

按 本方系杏苏二陈丸加蒌、贝、味、姜、辛。二陈为化痰通用方，今加杏、苏降气，蒌、贝润肺，味、姜、辛镇咳，功效较原方更大。惟方内虽有蒌、贝之清润，不敌姜、辛之半热，故热咳不宜。本方前北碚中医院曾监制赠送，服者多效。

治咳痰不松方 近人方

桔梗二钱 甘草一钱 浙贝母 杏仁 百部各三钱 远志 前胡各钱半

按 桔梗、甘草有化痰作用，远志祛痰，前胡降气，杏、贝止咳化痰，百部据《别录》云：治咳嗽上气。时珍云：气温而不寒，寒嗽宜之。综观各药性效，本方系治由感冒引起的支气管炎而无寒热者，对咳痰不松者尤宜。

治肺虚咳嗽方 近人方

麦冬三钱 五味子八分 甘草一钱 前胡二钱 百合四钱 川贝三钱

按 川贝、麦冬润肺，百合止嗽，五味敛气，前胡降逆。从药测证，可知本方是治肺虚有热者，故投以清润，即可咳止痰稀。虚寒证禁用。

降气豁痰法 凌奂方

粉沙参 姜汁炒竹茹 宋半夏各三钱 新会皮钱半 赤苓三钱 杏仁三钱 炒苏子四钱 旋覆花三钱包煎 紫石英四钱 炒白蒺藜三钱

按 本方系杏苏二陈丸加味。二陈化痰，杏、苏合旋覆、石英降气，竹茹清肺燥，沙参泻肺火，蒺藜泻肺气。综合诸药性效，降气化痰，兼筹并顾。用于咳逆痰稠，不能平卧等症。余曾用本方治小儿百日咳痉挛期，四剂有良效。

小青龙汤 张仲景方

麻黄去节 白芍各三钱 五味子一钱 干姜一钱 炙甘草一钱 细辛一钱 桂枝去皮 半夏各三钱

按 此为发表镇咳之主方，风寒挟饮而咳者最宜。《方函口诀》云："又用于溢饮咳嗽，其人咳嗽喘急，遇寒暑则必发，吐痰沫，不能卧，喉中涩，此为心下有水饮，宜此方。"

按 溢饮咳嗽，即痰饮喘咳而兼头面手足微肿者，"其人"以下十九字，乃痰饮之一般症状。痰饮、慢性支气管炎近似，此病既成，颇难根治，本方只奏一时之效。

苓甘五味姜辛蒌杏汤 仲景方加减

茯苓四两 甘草一两 五味子 干姜 细辛各一两 栝蒌四两 杏仁三两

水熬三次，量加白蜜收膏。

按 本方苓甘五味姜辛夏仁汤，以栝蒌易半夏。见《类聚方广义》。谓："痰饮家平日苦咳嗽者，用之甚效。"此方之功用主为镇咳，兼能化痰。痰饮主要症状为咳喘多痰，故用之有效。汤本求真以为苓甘五味姜辛夏仁汤用于老人慢性支气管炎兼发肺气肿者，得伟效。

按 肺气肿系饮病延久失治所致。

降气止喘法 见上海国医学院《药物学讲义》

麻黄一钱，凡使麻黄均须先去沫 炙款冬 杏仁各钱半 白果三粒去壳打碎 炙紫菀钱半 制川朴一钱 炒苏子 姜半夏各钱半 甘草八分

按 麻黄、白果为治喘要药，厚朴去胸满，杏、苏降肺气，紫、款镇咳逆，半夏化痰涎。本方功用，定喘镇咳俱备，对痰饮倚息不得卧者，用之无有不验。

温肾纳气法 丁甘仁方

桂枝二钱 白术土炒三钱 云苓三钱 炙甘草八分 补骨脂 胡桃肉各三钱 熟地五钱 萸肉三钱 附块三钱 五味子一钱 半夏三钱 远志钱半 沉香末五分冲

按 本方用补骨脂、胡桃肉有温肾纳气之功，苓、桂、术、甘治短气，有微饮，合半夏有燥湿利水、温化饮邪之功，熟地、萸肉补肾阴，附子补命门，五味敛肾气，沉香降逆气，远志补心肾。综合诸药性效，补肾纳气，温化饮邪，对素有痰饮，肾气上逆之喘证，屡用有效。

哮　　喘

射干麻黄汤 张仲景方

射干二钱　麻黄三钱　生姜三钱　细辛一钱　紫菀　款冬各二钱　五味子一钱　大枣五枚　半夏三钱

《方函口诀》云："此方用于后世所谓哮喘，水鸡声形容哮喘之呼吸也。合射干、紫菀、款冬之利肺气，麻黄、细辛、生姜之发散，五味子之收敛，大枣之安中，成一方之妙用，殊胜于西洋合炼制药。"陆渊雷云："厚朴麻黄汤治咳逆上气，胸满而痰不多者。射干麻黄汤治咳逆上气而痰多者。"余谓本方之麻黄、射干皆能定喘，紫菀、款冬皆能镇咳，姜、味、辛、夏为镇咳化痰要药；故《方函口诀》及陆氏均云本方为治咳喘之剂。

虚喘方

白蜜　胡桃肉各二斤

先捣胡桃，入蜜拌和，隔汤炖熟，开水冲服，不拘时。

按 胡桃温肺，治虚寒喘嗽。蜂蜜甘柔，有润肺止咳之功。本方系治老年虚喘。胡桃勿去衣，去衣少效。

加味紫金丹 见《通俗伤寒论》

信砒五分研细水飞如粉 淡豆豉晒干研末一两五钱 麻黄去节四钱 麝香四分

共研细极匀，绿豆粉捣和为丸，如芥菜子大，每服十丸，少则五丸。

何廉臣云：“予治哮证，审其内外皆寒者，每用麻黄二陈汤，迅散外邪以豁痰，送下加味紫金丹速通内闭以除哮，用以救人，屡奏殊功。”

按 本方用麻黄开肺散寒，主治咳逆上气，痰哮气喘；信砒大热大毒，燥痰除哮；麝香辛温香窜，通窍宣气；豆豉苦寒，调中下气；绿豆甘寒，清热解砒毒。综合诸药性效，宣肺散寒，开窍却痰，为治寒哮之良方。本方信砒虽有毒性，但有甘寒之绿豆，以清其热，解其毒，适量用之，自无危险。本方治寒哮颇有良效，惟以内有信砒，倘制不如法或用量过大，每致中毒，用者慎之。又方，用红砒二克，淡豆鼓二十克，制成丸，如麻子大，每次服二、三丸，治多年喘急哮咳（见《现代实用中药》）。此方药简价廉，尤便推行。

鹅梨汤 费伯雄方

鹅管石煅研 蜜炙麻黄各一钱 栝蒌仁四钱 光杏仁三钱 川贝 茯苓各二钱 广橘红 竹沥 半夏 苏子各钱半 射干二钱 梨汁两大瓢 姜汁四滴同冲

按 鹅管石即钟乳石之细小者，助阳温肺，治咳上气；梨汁甘凉润肺，消痰降火；二陈合杏、苏降气化痰；蒌、贝清润涤痰；麻黄辛温散寒；射干泄热消痰；二者均为喘咳要药。综合诸药性效，温凉互用，补泻兼备，有宣肺豁痰，降气定喘之功。余常用于哮喘证，颇有捷效。

又按 本方经何廉臣氏加减，与费氏原方微有出入。

纳肾通督丸 见《通俗伤寒论》

熟地水煮四两 归身 鹿角 泽泻 姜半夏炒黄 各两半 茯苓 生白术米泔浸晒干 羊脊骨炙黄打碎 杏仁霜各三两 橘红一两 炙甘草五钱 熟附子七钱 怀牛膝一两四钱 生牡蛎研细水飞二两 北细辛晒干三钱 蛤蚧两对去头足炙为末

薏苡煮浆为丸，每服三钱，早晚空肚淡姜盐汤送下。

按 本方以熟地、牛膝、附子、蛤蚧、牡蛎摄纳肾阳，鹿角温补督脉，白术合泽、苡健脾利湿，二陈合杏仁化痰降气，细辛、当归温和血散寒，均主咳逆上气。综合诸药性效，摄纳肾阳，温通督脉，疏利肺气，开豁浊痰，为治肾虚哮喘之良方。

又按 何廉臣云："《内经》有喘无哮，至唐宋始哮喘并论，虽皆属呼吸困难，而病理症候不同，哮者，气闭而不得出，其初多冷痰入肺窍，寒闭于上，则气之开阖不利，遂抑郁而发声，故俗称气哮病。有肺症，有胃症，有督脉症。肺症多起于风寒，遇冷则发，气急欲死。胃症多起于痰积，内兼湿热，惟脾有积湿，胃有蕴热，湿与热交蒸，脾胃中先有顽痰胶粘不解，然后入胃之水，遇痰而停，化为浊痰热饮，不能疾趋于下，渐滋暗长，绵延日久，致肺气呼吸不利，因之呀呷有声而为哮。遇风遇劳皆发，秋冬以后，日夜如此。痰虽因引而潮上，而其气较肺症稍缓，必待郁闷至极，咳出一二点宿痰如鱼脑髓之形，而气始宽，哮渐减。督脉症与肺常相因，多起于太阳经受风寒，内伤冷饮水果，积成冷痰，日久浸淫于肺脏，乃成哮喘。遇冷即发，背膂恶寒，喘息不得着枕，日夜倚几而坐”。以上何氏所谈哮症之种类、病因、病状，至为详尽，足补古书之未逮。大抵哮病初起在肺，症亦多实；久则病及于肾，多虚实相兼，或虚多实少。辛散治肺实，温补治肾虚，乃治哮常法，而临床所见，以冷哮虚喘为多。上列三方，皆何氏一生经验之结晶，对症用之，效如桴鼓。

肺 痈

肺痈验方

银花四钱　薏苡仁六钱　葶苈子三钱　桔梗　生甘草　白及各三钱　黄芪四钱　生姜三片

按　银花泄热解毒，治痈疽；苡仁清肺热，治肺痈咳吐脓血；桔梗开痰，治肺痈干咳，甘草泄热，止痛生肌；葶苈除痰下气；白及去腐生新，治痈肿；黄芪排脓生肌；生姜散寒，治咳逆痰壅。综合各药性效，清热毒，化痰浊，止咳逆，用于肺痈已溃，胸中隐痛，时出浊唾腥臭，吐脓如米粥者。

《金匮》述肺痈的症状，其人则咳，口干喘满，咽燥不渴，多吐浊沫，时时振寒，蓄积脓痈，吐如米粥。又说：“口中燥咳，胸中隐痛，脉象滑数。”此种症状，相当于现代医学的肺脓肿、肺坏疽。此病按中医的辨证施治处理，首宜清热解毒，消肿排脓。但化痰止咳之品亦不可少。本方所用各药，切合病情，确为肺痈有效良方。

苇茎汤 《千金方》

芦根二两　薏苡仁　冬瓜仁各五钱　桃仁三钱

按　苡仁治肺痈咳吐脓血，冬瓜仁化浊痰脓血，芦根清肺热。桃仁祛瘀血，止咳逆上气。本方以清肺热、消痈脓为主，兼有止咳喘之功。用于肺痈咳嗽微热，烦满，胸中甲错等症。

清肃上中法 凌奂方

苡仁　冬瓜子各六钱　芦根一两　杏仁　紫菀　款冬　川贝各三钱　陈年芥菜卤一杯　桑叶　银花　连翘各三钱

用冬瓜煎汤代水熬药。

按　紫、款、贝母降气消痰，古人多用于肺痈；银、翘、冬瓜清热解毒，古人多用于痈肿；桑叶、芦根清热凉血，苡仁、瓜仁、芥菜（有清热下痰定嗽之功）均为肺痈妙药。综合各药性效，清热解毒为主，止咳逆、化痰浊为辅。用于咳吐脓血，气逆痰稠，右胁引痛等症。

清金祛痰法 丁甘仁方

光杏仁三钱去衣尖打　桃仁三钱去衣尖打　大贝母三钱　竹茹二钱　瓜蒌皮三钱　薏苡仁八钱　活水芦根一两　冬瓜子三钱　丝瓜络三钱水炙　冬桑叶钱半　金丝荷叶五钱　海蛤壳打先煎

侯敬舆按：杏仁、桑叶泄风，桃仁化瘀排脓，茹、贝化痰，蒌皮、瓜仁宽胸，加以蛤壳之消肿化痈，润肺宁嗽，金丝荷叶之宁嗽下痰、温肺散寒，芦根之清肺泄热，以治肺痈，其效甚著。

吐　血

治吐血方 见《评琴书屋医略》

大生地八钱　茅根四钱　焦山栀　大天冬各三钱　茜草根二钱　细甘草一钱　侧柏叶三钱　藕节三个

加减法：如服后血仍不止，加生莲叶四钱，生艾叶三钱，炮姜八分，童便一杯冲，或用田三七末七分冲。如脉数热甚，加犀角、黄柏、丹皮；倘属轻症，旱莲草、女贞子、黑豆皮、浮小麦、麦冬、桑寄生、知母等品可随意加入。如无外感，鳖甲、龟板、玄参、牛膝、秋石皆可酌用。若咳而胸胁引痛者，加冬瓜仁、生苡仁、苏子、降香以通络，桃仁、红花以活血。吐血先见胸痛，血黑成块者，此为瘀血，加桃仁、丹皮、香附、大黄治之，皆去甘草。

按　本方用地、冬清肺金之燥热，茅根、栀子引火下降，茜草、藕节消瘀止血，柏叶滋阴止血。综合各药性效，滋阴润燥，降火消瘀。吐血由于阴虚火旺者，服之立效。

清肃上焦法 丁甘仁方

石决明五钱煅　桑枝三钱炒　川贝母去心　瓜蒌皮　甜杏仁各三钱　丹参　竹茹　茜草炭各三钱　旱莲草钱半　藕节汁一盅冲　橘络钱半　丹皮炭钱半

侯敬舆按：此治热在上焦而吐血之法也。桑枝、决明平肝熄风，丹参、旱莲和营理血，丹皮、茜草、藕汁化瘀止血，橘络、蒌皮宽胸通络，茹、贝、杏仁宣肺化痰。

三黑神效散

丹皮炭　焦栀仁各四钱　蒲黄炭一钱　酒生地六钱　川贝三钱　藕汁　童便各一盅

按　丹皮凉而散血，蒲黄凉而止血，生地凉而养血。栀子清肺胃之火，川贝散郁结之气，复益以童便、藕汁之止血，所以疗效颇高。

清火凉血汤

归尾　赤芍各三钱　生熟地共六钱　百合四钱　贝母　黑山栀　麦冬各三钱　川芎钱半　桃仁三钱　蛤粉炒阿胶三钱　丹皮钱半　蒲黄炭一钱　生姜二片

按　本方以四物汤养血为主，栀子清上焦之火，丹皮凉血分之热，麦冬、川贝化痰，阿胶、蒲黄止血，桃仁祛瘀，百合补肺，乃治肺劳咯血之法。

止血丹 见《洄溪秘方》

阿胶二两炒 百草霜一两 白及四两炒炭 三七一两焙 炙甘草六钱 蒲黄一两蜜炙 桑皮 大黄各一两 艾绒 血余各六钱 丹参 侧柏各一两

研细，每服二钱，童便调服，或茅根汤送下，或加琼玉膏调藕汤中送下，更妙。

按 阿胶和血，童便降火，丹参治血虚，白及止肺血，桑皮泻肺火，血余、三七散瘀止血，大黄入血泻热。其余侧柏、艾叶、蒲黄、百草霜功专止血。综合诸药性效，以止血为主，兼有和血凉血，祛瘀生新之效。一切血症，均可通治，但对肺络伤之吐血，尤为合宜。

五汁猪肺丸

猪肺一个，不落水，去膜扯碎，忌铁器 人乳一碗 藕汁一杯 青皮甘蔗汁一碗 梨汁连皮捣汁一碗 童便一碗

用瓦锅煮烂入山药、茯苓末，捣烂为丸。

按 本方用于吐血后以资调养最佳。

劳 瘵

保肺济生丹 费伯雄方

天麦冬各钱半 人参一钱 沙参四钱 五味子五分 玉竹三钱 女贞子二钱 茯苓二钱 山药三钱 贝母 杏仁 茜草根各二钱 藕三两切片煎汤代水

按 本方以沙参、二冬清肺润燥，杏、贝润肺止咳，茜、藕止血化瘀，苓、药清虚热，参、竹补肺气，

五味敛气定喘，女贞补肾。综合全方药性，以清肺热、润肺燥、补肺气为主，清虚痰、止咳血为辅。用于肝、肾阴虚，木火刑金（即肺结核），咳嗽气短，失血咽痛，疗效较好。

金水济生丹 费伯雄方

天麦冬各钱半　人参一钱　沙参四钱　生地五钱　龟板八钱　玉竹　石斛各三钱　茜草根二钱　蒌皮　山药各三钱　贝母二钱　杏仁三钱

另用：淡竹叶十张　鸡子清一个　藕三两

煎汤代水。

按　本方以沙参、麦冬养肺阴，生地、天冬滋肾阴，人参、玉竹补肺气，山药、石斛清虚热，蒌、贝清火涤痰，杏仁降气止咳，茜、藕行瘀止血，竹叶、鸡子散热开音，龟板补阴益血。综合各药性能，补气阴，清肺火，阴足火降，则咳血失音之患自除。

清肺饮

当归三钱　白芍三钱　生地五钱　知母三钱　贝母三钱　紫菀二钱　前胡二钱　人参一钱　麦冬三钱　五味子五分　川连八分　地骨皮八钱　童便一盅兑服　甘草八分

按　本方用归、芍、参、草补气养血，麦冬、知、贝清肺消痰，前、紫下气止喘，黄连、地骨、五味凉血止汗，生地、童便降火滋阴。综合诸药效能，清肺火，凉血热，补气血，对阴虚火旺，发热咳嗽，吐血盗汗，痰喘心慌等症，用之有效。

秦艽扶羸汤《直指方》

柴胡钱半　秦艽二钱　炙鳖甲五钱　地骨皮一两　归身三钱　人参一钱　紫菀二钱　炙甘草八分　半夏二钱

按　柴胡、秦艽、鳖甲均治虚劳骨蒸，参、草补气，当归补血，紫菀、半夏消痰下气，地骨清肺止咳。综合诸药效能，补阴退热，清肺宁嗽，用于肺劳潮热盗汗，咳嗽音哑之症。

救痨杀虫丹　见《冷庐医话》

鳖甲一斤酒醋浸透　茯苓五两　熟地　山药　沙参　地骨皮各一斤　山萸肉八两　白芥子　白薇各五两　人参二两　鳗鲡一条，重一斤多的，二斤的更好

先将鳗鲡捣烂，烘干，和前药为细末，粳米粉糊丸，梧子大，每服五钱，日服二次。

按　本方用地、萸补肝、肾，参、苓培脾气，鳖甲、鳗鲡治劳瘦骨蒸，地骨、白薇泄热凉血，沙参清肺治嗽，芥子下气豁痰。综合各药性能，补阴培气，凉血退蒸，清肺止嗽，为肺劳骨蒸咳嗽长服调补之方。

滋阴全元丸

石斛四两用水拌或稠粥汤和匀，焙炒研末，酒蒸　枸杞子三两　麦冬去心　天冬去心　各一两　山药　萸肉　枣仁　米仁　白茯苓　地骨皮　鳖甲酥炙　各二两　五味子　青蒿叶各五钱

共为末，炼蜜丸，每服三钱，淡盐汤下。

按　本方用二冬清肺滋燥，苡仁补肺清热，则咳逆痰血可止；鳖甲、地骨、青蒿滋阴退热，则潮热盗汗可

除；萸肉、五味补肾涩精，则遗精可愈。余如枣仁养心，枸杞滋肾，苓、药培脾，石斛补虚除热。综合诸药性能，清肺补肾，兼顾脾胃，无苦寒伤阳之弊。用于虚劳咳嗽，痰中见血，口干唇燥，遗精盗汗，神悴便赤等症。

臞仙琼玉膏

生地黄四斤若取鲜生地汁须用十斤　白茯苓十二两　白蜜二斤　人参六两　沉香　血琥珀各一钱五分

以地黄汁同蜜熬沸，用绢滤过，将参、茯、沉、珀为细末，入前汁和匀，以瓷瓶用绵纸十数层加箬叶封瓶口，入砂锅内，以长流水没瓶颈，桑柴火煮三昼夜，取出换纸扎口，以蜡封固，悬井中一日，取起仍煮半日，汤调服。

按　本方用人参合地黄补肺，人参合茯苓益脾，白蜜润肺止咳，沉香、琥珀降气宁嗽。综合各药性能，气阴并补，兼可润肺止咳，用治虚劳干咳，确为珍品。徐灵胎赞此膏为血症第一方。

乌骨鸡丸

熟地八两　萸肉四两　山药四两　丹皮　茯苓各三两　泽泻二两　莲肉三两去心　桑叶钱半　芡实三两　百合三两　枇杷叶三十张去毛　阿胶三两

前十味共研细，枇杷叶熬汁，入阿胶化烊候用。另用乌骨雌鸡一只，去毛及肠杂，缓火炖糜，取淨肉，捣极烂，和药再捣，入枇杷叶阿胶汁、鸡汁为丸，如梧子大，晒干；每服四钱，开水送下。

按 本方于六味丸中加培脾清肺之品，又加入滋补之乌鸡，所以较六味原方更胜。

又按 《顾氏医镜》对虚劳病论述颇详，他说此病总由阴虚生内热，治法宜用甘寒养阴，切忌温补辛散。列举治劳之误有七：一为引火归元之误，二为理中温补之误，三为参、芪助火之误，四为苦寒泻火之误，五为二陈消痰之误，六为辛剂发散之误，七为治疗过时之误。顾氏所谈七误，可作本病治法之准绳。顾氏少患虚劳，注意调养而愈，故于此病颇多心得。他自制“保阴煎”方，为阴虚火炎长服调治之良品。王孟英也盛赞此方。

鼻　衄

豢龙汤 费伯雄方

羚羊角钱半　牡蛎四钱　石斛三钱　南沙参四钱　麦冬钱半　青黛少许拌　川贝二钱去心研　夏枯草钱半　丹皮一钱半　黑荆芥一钱　薄荷炭一钱　茜草根二钱　牛膝二钱　茅根五钱　藕五大片

费伯雄云：“鼻衄一症，与吐血不同。吐血者，阴分久亏，龙雷之火犯肺，日受熏灼，金气大伤，其来也渐，其病也深。鼻衄之症，其平日肺气未伤，只因一时肝火郁结，骤犯肺穴，火性上炎，逼血上行……予自制豢龙汤一方，专治鼻衄，无不应手而效，此实数十年历历有验者。”阅此段记载，可见本方为费氏一生经验之结晶，专治鼻衄，平稳可靠。方用羚羊、荆芥降火祛风，牡蛎清热，牛膝引火下行，夏枯、薄荷清肝散火，此皆治肝者；参、麦、斛、贝益阴清肺，丹皮、茅根凉血，茜、藕行瘀，此皆治肺者。综合诸药性效，以凉润之品，清肝降火为主，止血行瘀为辅，用药多而不杂，殊为可贵。

六味地黄汤加龟板味芍方

干地黄六钱　萸肉三钱　山药三钱　丹皮三钱　茯苓三钱　泽泻三钱　炙龟板八钱　五味子一钱　白芍四钱

按　六味地黄治真阴亏损，诸般失血，龟板补水制火，白芍和血敛阴，五味壮水镇阳。综合诸药效能，以滋阴降火为主。用于酒色伤肾，阴虚火炎，鼻衄时作，脉洪大无力，或细数无神，或弦芤。

鼻　渊

加味葛根汤　仲景方加味

葛根五钱　麻黄一钱先煎去沫　桂皮钱半　赤芍　桔梗各三钱　苡仁六钱　生石膏一两　辛夷钱半　生甘草二钱　生姜四片　大枣四个

钟春帆按：余学医时，患鼻渊，鼻中时流黄水，恶臭难闻。后见上海国医学院院刊有王润民论鼻渊一文，文中介绍本方，乃依方加辛夷配服。仅三剂，数年顽疾，一旦霍然。去年遇一妇人，患此病数载，亦以本方治之，五剂而愈。

按　本方用葛根汤加石膏发表消炎，辛夷宣散风热，通九窍，主鼻渊鼻塞；桔梗化痰，主鼻塞；苡仁清肺热，主咳吐脓血，今借治涕浊如脓。综合各药性能，有发表消炎兼化浊涕之功。

治鼻渊方 见《兰台轨范》

藿香叶生晒研末

用猪胆汁和水泛丸。每日服二钱，开水送下。

按 藿香芳香化浊，猪胆苦寒泻火，相合成方，有辛凉宣郁之功。

林珮琴云："有脑漏成鼻渊者，由风寒入脑，郁久化热，宜辛凉开上宣郁。用辛夷消风散：辛夷、细辛、藁本、川芎、白芷、防风、甘草、升麻、木通外加羚羊角、苦丁茶、黑山栀。"

按 汪昂云：白芷同细辛、辛夷治鼻渊。又羚角、苦丁茶、山栀善清肝热，余药散风通窍。此方与第一方用药不同，但有异曲同工之妙。

百 日 咳

鸬鹚涎丸

光杏仁二两　大力子三两　黑山栀二两　生甘草四钱　石膏二两　麻黄八钱　青黛一两　蛤粉　天花粉各二两　射干一两　细辛五钱

为细末，用鸬鹚涎三两　加蜜打丸，如弹子大。

按 本方以麻杏甘石汤扩充而成。麻杏甘石汤原治喘而无大热者，今加细辛，则止嗽定喘之力更为强大；射干泻火消痰，牛蒡清热润肺，蛤粉清热化痰，青黛、山栀泻火止血。综合各药性效，清热止嗽为主，润肺化痰为辅。用于小儿鸬鹚咳，连声咳嗽，甚或呛血音哑，面目浮肿等症。

辛宣肃化法 张简斋方

炙麻黄一钱，炒射干一钱二分 橘皮钱半 光杏仁二钱 百部钱半 桔梗一钱二分 炙紫菀钱半 白前一钱二分 生甘草八分 款冬花二钱 法半夏三钱 赤苓芍各二钱 细辛四分 淡干姜八分

按 此系复方，以射干麻黄汤去味、枣，合止嗽散去荆芥，加苓、芍、杏而成。射干麻黄汤主治咳而上气；止嗽散，程氏治诸般咳嗽，悉以此方加减。今两方相合，止咳化痰之功更大。本方用于百日咳痉挛期，惟药性偏于温燥，肺经燥热者不宜用之。

又按 百日咳是小儿病，初起微热咳嗽，鼻塞喷嚏。继则咳嗽增加，入夜更为剧烈，此为卡他期。以后不但剧咳，并显示本病特有之阵发性痉咳。每一阵发，约需二三分钟，一日数阵或十数阵不等，夜间尤为频繁。痰少而粘，颜面浮肿，时作呕吐，此为痉挛期。以后阵咳和缓，逐渐向愈，此为恢复期。此病病程约在三四个月左右，以痉挛期为最剧烈。

第五节 肾 病

遗 精

宁心益肾固精法 见《评琴书屋医略》

桑螵蛸 云茯神各三钱 大麦冬连心二钱 建莲米连心

五钱　熟枣仁钱半　制远志五分　龟板五钱先煎　龙骨打碎三钱先煎

加减法：或加菖蒲、云连各三四分为佐。

按　本方为治梦中泄精之常法。桑螵蛸、龟板补肾，龙骨、莲肉固精，茯苓、枣仁宁心，麦冬清心火，远志交心肾。本方用药不多，对遗精的病因，已面面顾到。古人立方精义，于此可见一斑。

益肾固精法　丁甘仁方

生地　山萸肉　煅龙牡　怀山药　泽泻盐水炒　金樱子焙　茯神　天冬　北芡实以上各三钱　川黄柏盐水炒　远志去心　各钱半　白蒺藜去刺炒　女贞子各三钱　莲蕊须二钱

侯敬舆按：此治遗精之要法也。以生地、怀药、萸肉、泽泻，取六味地黄丸之四以补肾，黄柏、芡实益肾，天冬补肺，蒺藜（圭按：宜用沙苑蒺藜）聚精，茯神、远志养心，龙、牡、金樱、莲须涩精。于是心肾相交，精关固闭，而遗精可愈也。

顾靖远云："梦遗者，因梦交而精始出，精滑者，不因梦而精自泄。症状不同，有小便后出多不禁者，有不小便而自出者，或茎中痒痛，常欲如小便者，皆由肾水虚衰，相火妄动所致。"又引沈氏云："遗病多端，治法大要，总不越乎补肾水，敛元精，安心神，清相火为主。"

按　二氏之说简明扼要，可作遗精治法的一般准绳。

填精潜阳固涩法 林珮琴方

熟地三两砂仁末三钱拌　鱼鳔胶一两　炙龟板　煅牡蛎　炒山药　莲肉去心　菟丝子酒煮烂焙干　茯苓以上各二两

共研细末，以猪脊髓和炼蜜为丸，每服三钱，日服二次。

按　本方用熟地、鱼鳔、猪脊髓厚味填精，龟板、牡蛎介类潜阳，山药、莲子、菟丝养阴固精，茯苓宁心泻火。综合各药性效，以补精潜阳为主，养阴固涩为辅，用于肾精素亏，相火易动之症。

大补阴丸 朱丹溪方

黄柏四两盐水炒　知母四两盐水炒　熟地六两酒蒸　败龟板六两酥炙

研为细末，用猪脊髓和炼蜜为丸，如梧桐子大，每用二钱，一日二次。

按　本方用熟地、脊髓补阴填精，龟板补阴益血，知母、黄柏坚肾泻火。此为滋肾阴泻相火之法，用于火动精遗之症。

桂枝加龙骨牡蛎汤 《金匮》方

桂枝　白芍各钱半　生姜三片　大枣三个　龙骨　牡蛎各四钱　甘草一钱

按　本方以龙、牡固涩止遗，桂、芍、姜、枣调和营卫，用于虚劳遗精，小腹弦急，阴头寒，目眩及心悸失眠遗尿等症。

阳　痿

葆真丸　《证治准绳》方

鹿角胶八两用鹿角霜拌炒成珠　杜仲盐水炒三两　巴戟肉酒炒一两　远志甘草浸泡去骨一两　怀山药微焙三两　益智仁盐水炒一两　五味子一两　云茯苓人乳拌蒸晒三两　大熟地三两　淡苁蓉洗去皮垢切开心有黄膜去之二两　川楝子酒煮去皮核一两　沉香另为末勿见火五钱　破故纸一两　山萸肉三两　胡芦巴与破故纸同羊肾煮汁尽为度焙干一两

共为细末，入沉香和匀，以苁蓉好酒煮烂如糊，同炼蜜杵匀，丸如梧子大。每服五十丸，空心温酒下，以美食压之。

按　熟地、萸肉、苁蓉、巴戟、鹿角温补肾经，益智仁、补骨脂、胡芦巴补命门之火，杜仲补肝健筋，五味补肾涩精，远志补精壮阳，山药、茯苓、沉香健脾调气，川楝子泻肝火。综合各药性效，以温补少阴为主，仍兼顾厥、太二阴，功能壮元阳，涩精气，缩小便，暖腰膝，祛寒湿。用于肾气虚衰，阳事痿弱，精寒无子等症。

河车大造丸

紫河车一具，长流水洗净，拌蜂蜜八两，藏入乌铅匣中，仍将匣口烙没，隔水煮一炷香，候冷开出，石臼中捣烂，拌入诸药末中，捶千下，烘脆重磨　嫩鹿茸酥炙　虎胫骨酥炙　大龟板酥炙　各二两　怀生地九蒸九晒八两　怀山药四两　泽泻去毛　白茯苓乳拌三次晒干　牡丹皮去骨酒洗　各三两　山茱萸酒洗去核四两　天门

冬去心　麦门冬去心　辽五味各三两　枸杞子四两　补骨脂盐酒炒二两　当归身酒洗四两　菟丝子酒煮　怀牛膝去芦酒洗各三两　川杜仲去皮酒炒　淡苁蓉酒浸　各三两

磨细末，入炼蜜为丸，如梧子大。

按　本方首用六味地黄丸协菟丝、牛膝、杜仲补肝肾，故纸、苁蓉补命门。鹿茸、枸杞生精助阳，龟板、二冬滋肾润燥。河车协当归大补气血，五味敛肾涩精，虎骨健骨祛风。综合各药性效，阴阳兼顾，不寒不燥，不但生精养血，补肾种子，并有乌须发，固齿牙，润肌肤，壮筋骨之功。用于虚损阳痿等症。

玉霜丸　《局方》

白龙骨一斤，细捣，罗，研，水飞三次，晒干。用黑豆一斗，蒸一伏时，以夹袋盛。晒干　牡蛎火煅成粉　木贼各三两　牛膝酒浸炙干秤　磁石醋淬七次　紫巴戟穿心者　泽泻酒浸一宿炙　石斛炙　朱砂研飞　肉苁蓉去皮，酒浸一宿，炙干　各二两　茴香微炒　肉桂去皮　各一两　菟丝子酒浸一伏时，蒸杵为末　鹿茸半两，酒浸一伏时，慢火炙脆　韭子微炒　各二两　天雄十两，酒浸七日，掘一地坑，以炭烧赤，速去火，令净，以醋二升沃于坑，候干，乘热便投天雄在内以盆合土拥之，经宿后取出，去皮脐

为细末，炼酒蜜各半，和丸，如桐子大。每服三十丸，空心、晚食前温酒下。

按　龙骨固精，牡蛎固肠，天雄、肉桂补命门，主脾虚寒泻；茴香补命门，调中开胃；鹿角养血助阳，主腰肾虚冷；韭子补肝肾，主遗尿泄精；菟丝、巴戟强阴益精，苁蓉、牛膝益髓强筋，以上四味功专补肾；石斛

强阴，泽泻泻肾，磁石补肾，丹砂镇心。综合各药性效，温补肾阳，固涩精气。用于肾虚滑精，脾虚久泻，阴痿失溺，腰膝冷痛等症。久服续骨联筋，秘精坚髓，安魂定魄，健身壮阳。徐灵胎云："此药秘精纳气，肾中阳虚者最宜。"可谓扼要之论。

羊肾酒

生羊腰一对　沙苑蒺藜四两隔纸微炒　桂圆肉四两　淫羊藿四两用铜刀去边毛羊油拌炒　仙茅四两用淘糯米汁泡去赤油　苡仁四两　用滴花烧酒二十斤

浸七日，随量饮。

原注：本方种子延龄，乌须发，强筋骨，壮气血，添精补髓。有七十老翁，腿足无力，寸步难移。此方甫服四月，即能行走如常。后至九旬，筋力不衰，其方秘而不传，董文敏公重价得之。凡艰于嗣续者，服之即能生子，屡试如神。

按　本方用淫羊藿、仙茅、羊肾、蒺藜诸药，有补肾益精，疗阴痿之功，故能壮强种子。又淫羊藿、仙茅、苡仁，有补腰膝、坚筋骨、祛风湿痹之功，故治老人脚足无力。

小 便 不 禁

固脬丸　顾靖远方

熟地八两　枸杞子　山萸肉各四两　五味子一两　龙骨煅　牡蛎煅　各三两　覆盆子　续断各四两　鸡肠一付焙干研　猪脬一个焙干研　紫河车一个焙干研　台党参　柏子仁各四两

共磨为粉，糯米糊为丸，桐子大，空心白汤下。

加减法：挟热加知母、黄柏、天麦冬、白薇，挟寒加破故纸、益智仁。

顾靖远云："此方补肾益阴敛涩，以助其封藏，固其脬气为主，当因其症之寒热而随宜加减之。"

固脬汤 沈芊绿方

桑螵蛸酒炒二钱　黄芪酒炒五钱　沙苑子　萸肉各三钱　当归酒炒　茯苓各二钱　白芍钱半　升麻五分　羊脬一个煎汤代水煎药

按 本方用黄芪补气，升麻升气，归、芍补血，螵蛸、萸肉、蒺藜补肾，且为小便不禁之专药。茯苓补心，止小便过多。综合各药性效，补气益血，补肾固脱，对老人肾气虚弱，小便频数或不禁者，用之有效。

桑螵蛸散 照寇氏方加减

桑螵蛸炙四钱　党参　归身各三钱　龟板炙　茯神各四钱　龙骨三钱　远志钱半　菟丝子　覆盆子各四钱

按 本方以参归补气血，龟板、远志、龙骨、茯神养心安神，桑螵蛸、菟丝、覆盆补肾而缩小便。综合各药性效，心肾并补，尤能约制小便过多。对神经衰弱、健忘、溺频等症，功效颇著。

麦味地黄汤 钱乙方加味

熟地六钱砂仁末拌　萸肉三钱　山药四钱　丹皮二钱　茯苓四钱　益智仁二钱　五味子八分　麦冬去心三钱

按 小便不禁，有由肾阴亏损者，有由下元虚寒者，本方用六味地黄合麦冬滋阴清火，五味补肾敛气，乃治肝肾阴虚，小便不禁之方。余曾用本方治产后小便频数，三剂全愈。

腰　痛

温和疏化法 张简斋方

橘核钱半　桑寄生四钱　秦归　秦艽各二钱　炙桂枝一钱二分　炒白芍二钱　杜仲二钱　炒怀膝钱半　云苓三钱　甘草八分　淡干姜八分　炒防风钱半　炒干地黄四钱　北细辛四分　川芎一钱

按 本方用四物汤合秦艽养血祛风，桂枝温经散寒，防风、细辛散风胜湿，干姜、茯苓温脾除湿，杜仲补腰膝，牛膝、寄生强筋骨，橘核主腰肾冷痛。综合诸药性效，补肾益血，祛风寒湿痹，用于腰背酸痛，上连颈项等症。

又按 本方除治腰背痛外，慢性风湿性关节炎亦可酌用。

聚宝丹 见《顾氏医镜》

木香　沉香　砂仁各三钱　麝香八分　延胡　乳香　没药各三钱　真血竭一钱五分

为细末，糯米粉糊丸，如弹子大，朱砂为衣。或酒、或随症用汤化服。

顾靖远云：“此方气血兼理，治诸痛颇效者，以凡痛必因气滞血凝故也。”

按 本方用沉香、木香、砂仁调气，麝香辛香止痛，乳、没、延胡活血，血竭散瘀。本草记载没药主金创杖伤，血竭主金创折跌。本方除用于气血凝滞之腰痛外，又治闪挫或跌仆损伤之腰痛。

青娥丸 《局方》

胡桃二十个去壳皮　破故纸酒炒六两　蒜四两熬膏　杜仲姜汁炒十六两

共为末，丸如桐子大，温酒下，妇人淡醋汤下三十丸。

按 杜仲补肝肾、强筋骨，胡桃、补骨脂温补命门，以上三味均主腰脚痛。大蒜辛温，祛寒湿。综合各药性效，可知本方性非大补而系燥热，故肾阳虚弱或受寒湿以致腰痛者，均可用之。

鹿茸丸 《本事方》

鹿茸一两　菟丝子末一两　舶上茴香半两

为末，羊肾一对，酒煮烂，去膜研和，丸桐子大。如羊肾少，入酒糊佐之。每服三五十丸，温酒或盐汤下。

按 鹿茸甘温，生精补髓，养血补阳，治腰肾虚冷。菟丝甘辛，补三阴；茴香辛热，补命门。综合各药性效，可知本方乃治肾阳衰弱之腰痛。《类证治裁》定本方之适应证为脉微无力，小便清利，神疲气短。肾阴虚者亦有腰痛，但脉多细数，虚火时炎，小便黄赤，宜用六味地黄丸一类之方。

林珮琴云："凡腰脊酸痿，绵绵作痛，并腿足酸软者，肾虚也。遇阴雨则隐痛，或久坐觉重者，湿也。得寒则痛，喜近温暖者，寒也。得热则痛，喜近清凉者，热也。闪挫或跌仆损伤者，血瘀也。肝脾伤，由忧思郁怒者，气滞也。负重致痛者，劳力也。凡此皆属标，而肾虚为本。"观林氏之言，可见腰痛之原因不一，但以肾虚为本。分标本之病因，别补泻温凉之治法，乃临床家首当注意之关键问题也。

第六节　大　肠　病

便　秘

导腑通幽法　丁甘仁方

油当归三钱　桃杏仁去衣尖打　火麻仁　郁李仁　瓜蒌仁打　各三钱　制广军　黑芝麻　松子肉　冬瓜仁打　各三钱　炒枳壳二钱　焦谷芽五钱

侯敬舆按:此治气血弱,津枯便秘之法。即尊生五仁汤加减，去柏子仁，加火麻仁、蒌仁、芝麻仁也。方中桃、杏、蒌、麻、郁、松诸仁，皆富脂肪，可以导秘润肠，油归养血润肠，制军化滞降浊，枳壳、冬瓜仁宽中下气，谷芽和中安胃。盖便秘之证，皆由阴虚血燥，火盛水亏，津液枯涸，传导失职，故宜养血润燥，而便自通也。

养阴清热润燥汤　顾靖远方

生熟地各四钱　天麦冬各二钱　黑芝麻五钱　肉苁蓉四

钱牛乳　梨汁各一杯分二次冲入药内

按　二地、二冬、芝麻滋肝肾之阴，润大肠之燥，牛乳补血润肠，苁蓉温肾润肠，梨汁清火润肠。综合各药性能，滋阴液，清虚火，润大肠。凡便秘由于虚热者，如肺劳之便秘，温病瘥后之便秘，中风后之便秘等，皆可加减用之。

象胆丸　见《顾氏医镜》

真芦荟研细一两四钱　朱砂研细一两

滴好酒少许和丸，小豆大，天晴时修合。每服一钱二分至三钱，白汤送下，朝服暮通，暮服朝通。

按　芦荟苦寒，清热杀虫，属峻下药。朱砂重坠，泻心肝火。本方除清热通便外，又可治小儿虫积，大人心火旺盛，睡眠不安。惟方中芦荟苦寒伤胃，虚人禁用。即实热便秘，亦不可多服。

便　血

凉血止血法　见《评琴书屋医略》

银花　槐花　地榆炒黑　各钱半　乌梅二个　黄柏一钱　生地六钱　、赤小豆五钱　木贼草一钱

加减法：热甚加黄芩、荷叶，或加桑叶、丹皮。血虚加黑芝麻、生首乌，去木贼、乌梅。因湿加防风、白术去生地。因风加荆芥、当归去银花、槐花。下血色淡，另方，四物汤加龟板、生地、制首乌。便血流连，另方，生首乌研末，米糊为丸，每服三四钱，以黄柿、黑豆煎汤送下。

按　本方以银花、槐花凉血泻热，地黄、黄柏滋阴坚肾，乌梅、地榆止血涩肠，赤豆散血，木贼散风。综合全方药性，为凉血止血的通用方；故备列加减药味，以便辨证论治。

槐角丸　见《沈氏尊生书》

槐角四两　当归　枳壳　防风　地榆　黄芩各二两

共为细末，神曲糊丸，每服三钱，空心开水送下。

按　本方以槐角为君，有苦寒泄热之效，主痔血肠风，辅以地榆止血，当归和血，枳壳利气，防风祛湿。故对血痢肠风，有凉大肠、止便血之功。

猪脏丸　见《兰台轨范》

猪脏（肠）一条洗净捏干　槐花炒，为末，填入脏内，两头扎定，瓷器内米醋煮烂

上药捣和为丸，如梧子大，每服五十丸，食前当归汤下。

按　槐花苦凉，入大肠血分而凉血，治赤白泄痢，五痔肠风，吐血血崩。猪肠入大肠，治肠风血痢。凡便血赤痢属于湿火为病者，用本方甚佳。

黄土汤《金匮》方

甘草钱半炙　干地黄五钱　白术三钱　附块三钱　陈阿胶三钱　黄芩三钱　灶心土一两

按　先便后血，乃脾不摄血，故用灶心土、炙甘草、白术、附子温脾止血。血伤则阴虚火动，故用阿

胶、地黄、黄芩补血清火。综合全方药性，乃用温清之品以滋补气血，为下血崩中之总方。但属阴虚血热者，可去附子，再加清药。属气虚阳衰者，可去黄芩，再加温药。余曾用本方治体虚便血，收效良好。

治肠风方 见《广笔记》

党参 黄芪各三钱 归身二钱 白芍三钱 生地四钱 麦冬五钱 地榆三钱 萸肉二钱 五味子八分 荆芥炭一钱 柴胡 白芷各五分 炙甘草一钱

顾靖远云："此方补气养血，滋阴清热，酸敛升举，诸法俱备。"用于便血久远不愈，自有功效。

肠痈

大黄牡丹皮汤 《金匮》方

大黄三钱 粉丹皮钱半 桃仁三钱 冬瓜仁五钱 玄明粉二钱冲

按 急性阑尾炎的症状，为腹痛，腹壁紧张，发热恶寒，恶心呕吐，右肠骨窝有持续性剧痛，大腿踡缩。急性盲肠炎的症状，突然觉右肠骨窝剧痛，并有肿疡状隆起，大腿踡曲，腹部鼓胀，恶心呕吐，嗳气，有微热。此二病都易引起腹膜炎。阑尾炎及盲肠炎的症状与《金匮》称为肠痈的症状很相似。《金匮》所记肠痈症状为少腹肿痞，按之即痛如淋，小便自调，时时发热，自汗出，复恶寒，脉象迟紧，此为痈未成脓，可用下法。如腹皮紧，按之濡，如肿状，身不热而脉数，此为痈已成脓，不可用下法。此病后世有称为肚角痈，并谓腹中痛甚，手不可按，右足屈而不伸。则痈之所在处及大腿蹉曲的主要症状，已明白指出。

本方用大黄、芒硝泻实热，丹皮、桃仁祛瘀消肿，冬瓜仁疗肠痈（杨时泰云：冬瓜仁主腹内结聚，破溃脓血，凡肠胃内壅，最为要药）。日本皇汉医家认为本方有消散硬结肿疡之效，用于脉迟紧，肿疡为局限性的盲肠炎，可使肿疡迅速消失。或疼痛剧烈高热者，亦适用本方。

以本方治急性阑尾炎，据近人经验，加红藤、紫花地丁二味，收效更好。或加败酱、苡仁二味亦可。

《中医外科学概要》“肠痈”节编者按语云：“肠痈一证，不论已成未成皆可服红藤丹皮大黄汤，方为红藤一两，粉丹皮、大黄各五钱，桃仁泥、元明粉各四钱，蒌仁四钱，赤芍三钱。清水煎，或加白酒一杯调匀服下，得泻数次后，大黄、桃仁稍减，去元明粉，加紫花地丁、银花藤各六钱，续服二剂，然后再服调理方。”

圭按：此方硝黄之量过重，似可酌减。又此方只可用于肠痈未成者，如脓已成，可用薏苡附子败酱散。

上海第六人民医院的红藤煎剂，水煎服。

红藤二钱　紫花地丁一两　乳香　没药各三钱　连翘　银花各四钱　粉丹皮三钱　玄胡索二钱　大黄钱半　甘草一钱

按　此方清热解毒，消肿止痛，该院试用于阑尾脓肿病人8例，收效均佳。

薏苡附子败酱散《金匮》方

薏苡仁一两　附块三钱　败酱五钱

按　苡仁用于各种脓肿，能促进脓肿之吸收及排泄；败酱草有消散脓肿之效；附子用于元气衰弱者，能使之旺盛，并有发扬诸脏腑机能之效。综合各药性能，本方有止痛利尿及消散肿疡诸作用，用于阑尾炎腹壁弛缓软弱，脉来弱数，颜面苍白，元气疲惫者，又用于阑尾炎局部已化脓者（以上节录大冢敬节之说）。

治慢性盲肠炎方 近人方

香附三钱 乌药三钱 槟榔钱半 法半夏三钱 陈皮钱半 沉香八分研细分冲 丹皮二钱 黄芩二钱 香连丸二钱分吞 白芍三钱 甘草二钱、苏梗三钱 谷麦芽各三钱 生姜三片后入

按 本方用乌药、香附（均治疮疡）行气通血，槟榔（治癥结）破滞攻坚，黄芩（治疮疡）、丹皮清热凉血，沉香（治癥癖）、苏梗二芽行气化积，甘、芍专止腹痛，夏、陈、姜和胃止呕，香连丸调气泻火。综合各药性效，利气活血，清热凉血，由气凝血滞而起之痈疡，有消散之功。本方用于慢性盲肠炎，不仅止痛，兼有消散之力。本方系上海市某名医治盲肠炎经验有效之方，余曾试用，确能止痛。

第七节 其 他 病

痹

独活寄生汤 《千金方》

独活三两 桑寄生 秦艽各三两 防风二两 细辛六钱

归身　白芍各三两　生地四两　川芎一两半　桂心八钱　茯苓三两　杜仲　牛膝　党参各三两　甘草一两

十五味，为粗末，每服四钱，煎服。

按　本方以驱风寒为主，稍寓补养气血之品。对体虚或久患风湿痛痹，颇为适合。

行痹主方　顾靖远方

秦艽　续断　当归　没药　威灵仙各二钱，松节　晚蚕砂　虎骨酥炙　各四钱　羌活　防风各一钱　桑枝三两煎汤代水

加减法：头目痛加甘菊、川芎，肩背痛加桔梗，倍羌活；手臂痛加片姜黄，腰膝脚痛加牛膝、杜仲、川萆薢；筋脉挛急加羚羊角、羊胫骨；红肿疼痛加生地、黄芩。

原注：风气胜者为行痹，不拘肢体上下左右，骨节走痛，或痛三、五日，又移换一处，日轻夜重，或红或肿，按之极热，甚而恶寒喜热。

痛痹主方　前人

即行痹主方加桂枝，倍当归，宜酒煎。外用蚕砂炒热，绢包熨之。或用牛皮胶同姜汁烊化贴之。

原注：寒气胜者为痛痹，不拘肢体上下左右，只在一处，疼痛异常。

着痹主方　前人

即行痹主方加苍龙、茯苓、泽泻、天麻，甚者加白

鲜皮。脚膝肿痛加黄柏、防己。

原注：湿气胜者为着痹，肢体重着，不能移动，疼痛麻木。

又注：此病总以通经活血，疏散邪滞之品为主。随所感三气邪之轻重，及见症之寒热虚实，而加对症之药。其痛痹症，若初感寒即痛者，可用桂枝及酒煎，熨贴，久则寒化为热，戒用。虽云痛无补法，然病久痛伤元气，非补气血不可，参、芪、白术、地黄之属，可随症用之。凡治病用药，审明何症，即投何药，须活泼泼地不必拘定本门方药。按顾氏行痹主方，余屡用有效。

桂枝芍药知母汤 仲景方

桂枝 芍药各三钱 甘草二钱 麻黄先煎去沫二钱 白术 知母 防风各三钱 附子钱半 生姜五钱

丹波氏云：桂、麻、防风发表行痹，甘草、生姜和胃调中，芍药、知母和阴清热，而附子用知母之半，行阳除寒。白术合于桂、麻，则能祛表里之湿。而生姜多用，以其辛温，又能使诸药宣行也。按本方治慢性关节炎肿痛，颇有良效。

蠲痹汤 见《医学心悟》

羌独活各一钱 桂心五分 秦艽一钱 当归三钱 川芎七分 炙草五分 海风藤二钱 桑枝三钱 乳香 木香各八分

加减法：风气胜者倍秦艽加防风。寒气胜者加附子，湿气胜者加防风、萆薢、苡仁，痛在上者去独活加荆芥。痛在下者去羌活加牛膝。间有湿热者，其人舌干喜冷，口渴溺赤，肿处热辣，此病久变热也，去肉桂加黄柏。

按 羌、独、秦艽祛风，桂心、归、芎和血除寒，乳、木止痛，桑枝利关节，方颇平妥。余曾治一妇人患痹痛，手不能高举，投以本方，应手而效。

固春酒 见《随息居饮食谱》

鲜软桑枝　黑大豆　生苡仁　十大功劳红子或叶或南天烛子　各四两　金银花　五加皮　木瓜　蚕砂各二两　川柏　松仁各一两

上药盛入绢袋，以烧酒十斤浸之，并加生蜂蜜四两，封口，蒸三炷香，置土上七日。每饮一二杯，病浅者一二斤即愈。

原注：本方主治风寒湿袭入经络，四肢痹痛不舒，新久都效。

按 本方各药，皆治风湿痛痹，并有利关节、强筋骨之功用。友人于某，患此病，驰书求方，余录此药酒方报之，遂愈。孟英谓一二斤即愈，确是经验之谈。

按 痹俗称痛风，相当于风湿性关节炎，中医治此病，以祛风湿、活血脉为常法。如羌独活、牛膝、威灵仙、片姜黄、虎骨、木瓜、桑枝、五加皮、秦艽、苡仁、蚕砂、松节、防风、狗脊、杜仲、乳香、没药、当归、赤芍等，皆常用之品。

痿

加减四觔丸《三因方》

肉苁蓉酒浸　牛膝酒浸　干木瓜　鹿茸酥炙　熟地　五味子酒浸　菟丝子酒浸　各等分

上为末，炼蜜丸，桐子大，每服五十丸，温酒米汤下。一方不用五味，有杜仲。

按　熟地、菟丝平补肝肾，苁蓉补命门而益髓强筋，鹿茸补肾阳而强筋健骨。杜仲补腰膝，牛膝主足痿筋挛，木瓜主腰足无力。综合各药性效，除补益肝肾外，对筋骨痿弱，尤有作用。主治肝肾虚，筋骨痿弱，足不任地。

思仙续断丸　《本事方》

思仙术　生地各五两　五加皮　防风　米仁　羌活　川断　牛膝各五两　萆薢四两

上为细末，好酒三升，化青盐三两，用大木瓜半斤，去皮子。以盐酒煮木瓜成膏，杵，丸如桐子大，每服三四十丸，空心食前温酒盐汤下。膏少和酒可也。

按　地黄补阴凉血，牛膝、川断补肝肾，强筋骨，五加皮坚骨祛风湿，萆薢补肝祛风湿，羌活、防风祛风胜湿，白术、米仁健脾除湿，木瓜利筋骨。综合各药效能，补肝肾，祛风湿，尤有坚骨强筋之效。用于肝肾风虚气弱，脚不可践地，腰脊疼痛等症。

徐灵胎云：“《内经》针痿之法，独取阳明，以阳明为诸筋总会也。而用药则补肾为多，以肾为筋骨之总司也。养其精血而逐其风湿，则大略无误矣。”余意痹症属实者多，痿症属虚者多。痿症虚寒者可投桂、附、鹿茸，如虎骨四觔丸。虚热者宜用地、冬、知、柏，如虎潜丸。兹将两方附列于次，以便参考。

附：虎骨四觔丸 《局方》

治脚弱。

宣木瓜　天麻　苁蓉　牛膝各焙干一斤　附子　虎骨酥炙　各一两

先将前四味用无灰酒浸，春秋各五日，夏三日，冬十日，取出焙干，入附子、虎骨共研为末，用浸药酒打面糊为丸，如梧子大，每服五十丸，食前盐汤下。

虎潜丸　丹溪方

治肾阴不足，筋骨痿，不能步履。

龟板　黄柏各四两　知母　熟地各三两　牛膝三两半　锁阳　虎骨　当归各一两　白芍一两半　陈皮七钱半

冬月加熟姜五钱。为末，煮羯羊肉，捣为丸，桐子大，淡盐汤下。

脚　气

鸡鸣散

紫苏三钱　桔梗一钱　生姜三片　橘红　槟榔　木瓜各三钱　吴茱萸一钱

《千金方》论脚气云：“凡脚气皆感风毒所致。”又云：“始起甚微，饮食如故，惟卒起脚屈弱而不能动为异耳。黄帝云：缓风湿痹是也。”

按 脚气初起，以足胫肿，脚弱不能行为主症。系风毒兼湿，故以辛温行气利水为正治。本方用紫苏、生姜开腠理以逐风寒，槟榔、陈皮破滞行水以消肿胀，桔梗宣通气血，木瓜除湿消胀，吴萸温中下气。全方功效，以行气逐湿为主，用于寒湿脚气有效。

《中医诊疗要览》云：鸡鸣散加茯苓为脚气之常套药，用于下肢倦怠，知觉麻痹，腓肠部紧张，压痛显明，心悸亢进，下肢浮肿者，如便秘加大黄。

防己饮 见《顾氏医镜》

汉防己钱半　黄柏二钱　忍冬花　川萆薢各五钱　木瓜　白茯苓各三钱　泽泻　木通各钱半　石斛　米仁各五钱

加减法：如红肿加犀角，冲心烦闷除加犀角外，再加槟榔、羚羊角。如喘呕加麦冬、枇杷叶，头痛加甘菊。

原注：此清热除湿利水之剂。脚气皆由湿热，统宜以此方为主，随兼症而扩充以加减之，则善。

清热渗湿汤

盐水炒黄柏　苍术各钱半　紫苏　赤芍　木瓜　泽泻　木通　防己　槟榔　枳壳　香附　羌活　甘草各一钱

加减法：痛加木香，肿加大腹皮，热加大黄、黄连。

按 本方用木通、泽泻、赤芍、防己，使湿下行，苏叶、羌活使湿外散，槟榔、枳壳、香附利气止痛，木瓜舒筋。又苍术、黄柏为二妙散，原治下焦湿热。故本方有消肿止痛之功用，治湿热脚气甚为平妥。

杉木汤 《本事方》

杉木节一升　橘叶一升如无橘叶以橘皮代之　大腹槟榔七个合子碎之

用童便三升，共煮一升半，分二服，若一服得快利。停后服。

原注：本方治脚气痞绝，左胁有块如石，困塞不知人，此方利二便，令气通块散。

按 唐柳子厚病脚气冲心，垂死，进此方得救。及门袁海峰曾用本方加味治愈贾茂森脚气，可见经验良方，用之得当，效如桴鼓。贾氏之病，起于腰痛之后，脚腿俱肿，脚部作痒，皮烂频流黄水。病延数月，求治于袁君。袁用杉木节、橘皮、桑枝、紫苏、益元散、茯苓、槟榔、大腹皮等品，共服十余剂全愈。

槟榔散 《活人书》

橘叶一大握　沙木一握　小便一盏　酒半盏同以上药煎

煎数沸，调槟榔末二钱，食后服。

按 脚气为壅疾，忌温补，宜疏下。橘叶、橘皮、槟榔皆疏气药，故为脚气要药。沙木即杉木，朱丹溪云："其节煮汁，浸将脚气，肿满尤效。"本方与前方相同，前方剂大，故治冲心危候，本方剂小，故治脚弱腿肿。

又按　古人分脚气为三类：一为湿脚气，其状筋脉弛张，足胫浮肿；一为干脚气，其状筋脉挛缩，足胫枯细；一为脚气冲心，其状神昏谵语，喘息呕吐。而湿脚气又有湿热与寒湿之异。孙思邈云："凡脚气皆由气实而死，终无一人服药致虚而殂，故不得大补，亦不可大泻。"孙氏之说，我意是指湿脚气而言。若干脚气腿足干瘦，知觉麻痹（其麻痹自足胫至股腹，口唇亦麻），则养血润燥、舒筋壮骨之品，如黄柏、知母、龟板、生地、虎胫骨、木瓜、当归、白芍、牛膝、川断、锁阳等，俱可选用。

风　　疹

治身痒难忍方　见《验方新编》

荆芥　防风各二钱　赤芍　银花各三钱　小生地四钱　木通八分　生甘草五分

按　本方用荆、防祛风，地、芍、银花凉血解毒，木通利尿导热。综合各药性效，主为凉血祛风，用于风热痱疹，成颗成片，奇痒难忍。又方用生地、丹参、牛蒡各三钱，荆芥、防风、木通各钱半，石斛、连翘各二钱，紫草茸、蝉蜕、郁金、犀角各一钱，西河柳叶五钱。此方方义大致与前方相同，但凉血活血，祛风透疹之力更大。用于风热疹子，身热口渴，状如红云一片。

当归饮子　见《金鉴》

生地五钱　当归　赤芍各三钱　川芎钱半　生黄芪　生首乌各四钱　刺蒺藜三钱　荆芥　防风各二钱

按 风痹相当于西医的荨麻疹，俗名风疹块。初起宜凉血祛风，病久血虚者宜养血祛风。本方用四物汤合黄芪补血益气，荆、防、蒺藜祛风，首乌养血祛风。综合各药性效，养血为主，祛风为辅。余常用于体虚血弱，风疹时发，颇有显效。

洗痒方 见《金匮翼》

紫背浮萍半碗　豨莶草一握　蛇床子五钱　苍耳子一两

煎汤浴身。

原注：思永堂松年大伯常用此方治遍身瘔瘰作痒，以之浴身。后先父用之，无不效。

按 本方列药五味，均是祛风湿之品，其中浮萍、苍耳、蛇床又能止痒，故煎汤浴身，有散风止痒之功。编者曾用本方配合当归饮子，内服外洗，治风疹作痒，收效颇速。

劳 伤 虚 损

燮理十全膏 见《重庆堂随笔》

台党参　黄芪　白术炒 各三两　炙甘草　陈皮各一两　法半夏二两　熟地五两砂仁末五分拌　归身　白芍各三两　川芎一两　鹿角胶三两　龟板胶三两

熬膏。

按 本方系六君子汤、四物汤去茯苓加黄芪、龟鹿平补气血，调和阴阳，用龟、鹿血肉之品，滋阴补阳，即佐陈、夏以运中宫，配合之妙，似在十全大补汤、十四味建中汤之上。凡贫血、神经衰弱、气血不足、身弱胃呆，皆可长服，疟痢后身体虚羸者，亦可用此膏调养。

卫生膏　见《顾氏医镜》

党参　黄芪各三两　生熟地各四两　天麦冬去心　各三两　枸杞子　牛膝　桂圆去核　各三两　五味子八钱　砂仁八钱

熬成膏，再加鹿角胶、龟板胶各三两，虎骨胶二两及冰糖收膏。

按　本方系集灵膏加味，集灵膏为大补肝肾真阴之剂，今加黄芪之甘温补气，鹿角之益气壮阳，虎骨之辛温善定，颇堪调和二地二冬之阴腻。凡先天不足，体弱善病，病后衰弱，均颇合宜。

延寿丹　见《浪迹丛谈》

何首乌黑豆汁浸九蒸九晒　菟丝子一斤酒浸九蒸九晒　豨莶草一斤蜜酒拌九蒸九晒　桑叶八两制同莶草　女贞子八两酒蒸　金银花四两制同莶草　生地四两　杜仲八两青盐姜汁拌炒　牛膝八两

以上共七十二两，何首乌亦用七十二两，以旱莲草膏、金樱子膏、黑芝麻膏、桑椹膏各一斤半，捣千下为丸。

加减法：阴虚人加熟地一斤，阳虚人加附子四两，脾虚人加人参黄芪各四两，去熟地。下元虚人加虎骨一斤，麻木人加天麻当归各八两，巅晕人加元参天麻各八两，目昏人加滁菊、杞子各四两，肥人多湿滞者加半夏、陈皮各八两，各药加若干，首乌亦加若干。

原注云："前明华亭董文敏公，有久服之延寿丹，公年至耄耋，精神不衰，皆此丹之力。传至我朝，服者亦不乏其人，俱能臻老寿，享康强，须发复黑，腰脚增健，真却病延年之良方也。"

按 本方各药多经蒸晒，有平补肝肾，久服延年之效。老人多腰脚不利，本方之牛膝、杜仲，为强筋骨专药。阴虚血弱者多便秘，本方之桑椹芝麻有滋燥润肠之功。又近人用本方于高血压病（肝、肾阴虚者），久服有效。

培本丸

西洋参桂圆肉同蒸透　沙苑蒺藜盐水炒　萸肉酒炒　茯苓人乳拌蒸　各二两　生熟地砂仁末拌炒　各四两　枸杞子酒蒸两半　肉苁蓉焙五两　血余炭一两二钱　虎胫骨酥炙五两　白术土炒四两

共十一味，为末，羯羊肉四斤，剔净油膜取纯精者酒水煮取浓汁，打丸，桐子大，每服四钱，淡盐汤下。

按 本方中之熟地、枸杞、沙苑、苁蓉皆补肝肾而性温，妙在生地甘凉，苓、术健脾，佐使得法。凡下元虚弱，腰足酸软，神疲色悴，劳怯损伤诸症，长服自效。惟阴虚火亢者，仍不相宜。

加减八味丸

熟地八两砂仁酒拌蒸杵膏　山萸肉酒润炒　山药炒　各四两　丹皮酒洗微炒　茯苓人乳制焙　泽泻淡盐汤酒拌炒　各三两　肉

桂　鹿茸片　五味子各一两

研末为丸。

按　此为六味地黄丸之变方。六味丸平补真阴，此方补肾阴而兼补肾阳，主治腰背足膝厥冷而痛，神困耳鸣，小便频数，精漏不断，为阴阳两虚者所宜饵也。

返本丸　见《乾坤生意》

黄犍牛肉去筋膜，切片，河水洗数遍，仍浸一夜，次日再洗三遍，水清为度。用无灰好酒同入坛内，重泥封固，桑柴文武火煮一昼夜，取出，如黄砂者为佳，焦黑无用　山药盐炒　莲肉去心盐炒　白茯苓各四两　小茴香一两

共为末，每牛肉半斤，入药末一斤。以红枣蒸熟去皮和捣。丸梧子大，每空心酒下五十丸，日三服。

按　本方有增进营养之效。

补天大造丸　见《医学心悟》

党参　黄芪蜜炙　白术土蒸　各三两　当归酒蒸　枣仁炒　远志去心甘草水泡炒　白芍酒炒　山药乳蒸　茯苓乳蒸　各一两半　枸杞子酒蒸　大熟地九蒸九晒　各四两　河车一具甘草水洗　鹿角一斤熬膏　龟板八两与鹿角同熬膏

以龟鹿胶和药，加炼蜜为丸，每朝开水下四钱。

加减法：阴虚内热甚者，加丹皮二两，阳虚内寒甚者加肉桂五钱。

按　本方以枸杞、地黄补肝肾，党参、黄芪补脾肺，当归、枣仁补心肝，白术、苓、药补中宫。一方兼顾五脏，故能补脏虚损。

五益膏

玉竹　黄芪蜜炙　白术土炒　各一斤　熟地　枸杞子各半斤

熬膏。

按　本方补先后天不足，治诸虚百损。

索引

G

H

J

Y

Z